CONTRIBUTION A L'ÉTUDE

DES

TUMEURS DES LOBES ABERRANTS

DE LA MAMELLE

PAR

Le Dr Jean-Marie AGNIEL

Ex-Interne des Hôpitaux de Lyon.

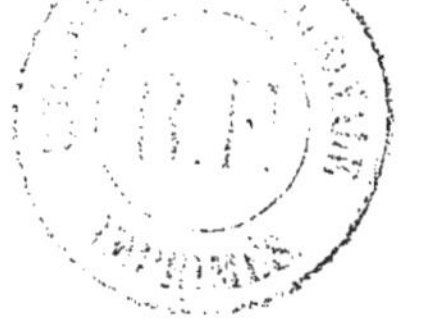

LYON

A. REY & Cie, IMPRIMEURS-ÉDITEURS DE L'UNIVERSITÉ

4, RUE GENTIL, 4

1902

CONTRIBUTION A L'ÉTUDE

DES

TUMEURS DES LOBES ABERRANTS

DE LA MAMELLE

CONTRIBUTION A L'ÉTUDE

TUMEURS DES LOBES ABERRANTS

DE LA MAMELLE

PAR

Le Dr Jean-Marie AGNIEL

Ex-Interne des Hôpitaux de Lyon,

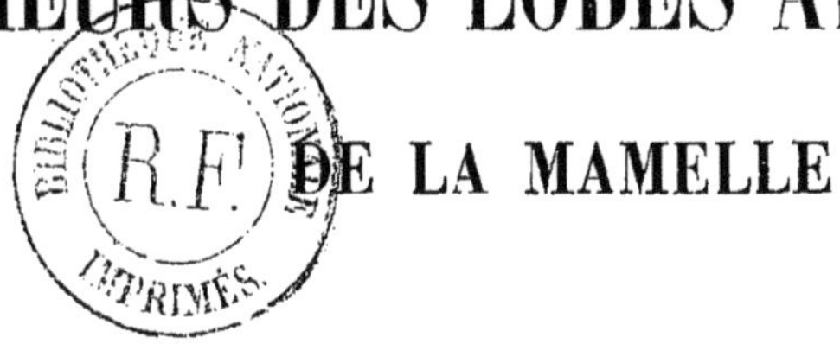

LYON

A. REY & Cie, IMPRIMEURS-ÉDITEURS DE L'UNIVERSITÉ

4, RUE GENTIL, 4

1902

CONTRIBUTION A L'ÉTUDE

TUMEURS DES LOBES ABERRANTS

DE LA MAMELLE

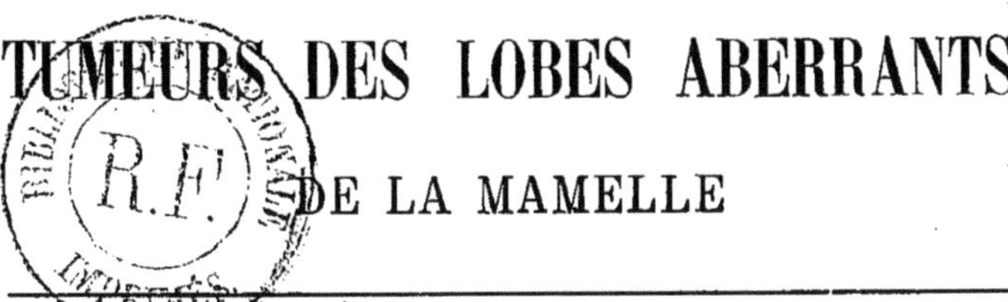

I

INTRODUCTION

La question des anomalies mammaires, paraît définitivement sortie du chaos où elle est restée longtemps. Actuellement, il paraît bien établi qu'on doit séparer les glandes mammaires surnuméraires des simples lobes aberrants du sein. Ces deux formations diffèrent en effet radicalement au triple point de vue embryologique, anatomique et pathologique.

La théorie embryologique la plus vraisemblable et qui réunit le plus grand nombre d'adeptes fait dériver les glandes mammaires surnuméraires d'un accident de développement de la *ligne mammaire primitive* ou ligne de Schultze qui, au lieu de proliférer en un seul point de son trajet pour donner naissance à la mamelle normale, présente plusieurs centres de multiplication cellulaire qui évoluent sur le même type que le point mammaire principal. Les lobes aberrants ont au contraire une origine plus tardive. Ce sont des portions de tissu séparées de la mamelle fœtale déjà développée à un certain degré. Ils dépendent donc de la mamelle normale et n'ont aucun rapport direct avec la ligne de Schultze.

L'origine aussi dissemblable de ces deux formations explique leur conformation anatomique différente. Pour les mamelles surnuméraires, la peau, qui a pris une part active à leur formation, garde les vestiges de sa participation sous forme de mamelon, aréole, etc. Elle reste constamment réunie à l'amas glandulaire sous-jacent par le canal excréteur qui vient s'aboucher à sa surface. Par contre, aucun lien n'existe entre la mamelle supplémentaire et la mamelle normale. Le lobe aberrant, au contraire, libre de toute connexion avec la peau qui le recouvre, reste plus ou moins sol - daire de la glande mammaire qui lui a donné nais- sance. S'il n'est pas attaché à la peau qui le tapisse, il l'est toujours à un certain titre au sein qu'il avoisine. Son attache est représentée, soit par un canal excré- teur flanqué de vaisseaux et de nerfs, soit, en l'absence de toute voie d'excrétion, simplement par des canali- cules vasculaires perdus au milieu du tissu cellulaire, qui restent pour témoigner de son origine et maintenir une parenté physiologique et morbide entre les deux formations.

En effet, si les tumeurs malignes des mamelles surnu- méraires n'envahissent jamais la mamelle normale, et réciproquement, il ne peut en être de même pour les formations aberrantes. Le pédicule, qui réunit ces por- tions détachées à la glande mère, crée une solidarité intime entre elles deux. Un cancer malin, qui frappe l'une, intéresse fatalement l'autre à plus ou moins brève échéance. Cette notion doit guider la thérapeutique.

Ayant pris pour sujet de notre thèse l'*étude des tumeurs des lobes aberrants de la mamelle*, nous devons en justifier l'appellation et le choix.

Tout d'abord, nous avons supprimé à dessein dans notre terminologie l'expression de mamelle aberrante, qui est quelquefois appliquée à ces formations, pour enlever toute trace d'ambiguïté. A notre avis, le mot « mamelle » doit être réservé aux formations surnuméraires, qui naissent directement de la ligne de Schultze et qui, de ce fait, sont bâties sur le type de la mamelle normale.

Nous avons également rayé de notre cadre les tumeurs des mamelles surnuméraires, à cause de leur extrême rareté.

Martin de Breslau a, en effet, bien montré quelle fâcheuse confusion avaient apportée Roger Williams et Pitzorno, en mettant leurs tumeurs au compte de la polymastie ; car ces tumeurs n'étaient point nées sur des mamelles surnuméraires, mais tout simplement sur des lobes aberrants du sein.

De la critique judicieuse de l'auteur allemand, il résulte qu'on ne doit accepter que deux cas authentiques de tumeurs de vraies mamelles surnuméraires, le sien et celui de Foerster. D'autre part, ces tumeurs présentent un intérêt diagnostique médiocre, en ce sens qu'elles portent le sceau des formations mammaires (mamelon, aréole, etc.) et leur évolution ou leur thérapeutique ne prêtent à aucune considération spéciale.

Par contre, les tumeurs des lobes aberrants du sein méritent une place moins restreinte que celle qui leur est accordée dans les traités classiques. Un chapitre important doit leur être consacré dans le groupe des tumeurs paramammaires, à cause de leur fréquence relative, de la difficulté de leur diagnostic, de leur évolution spéciale et de leur thérapeutique. Evidemment, les tumeurs bénignes présentent beaucoup moins d'intérêt que les malignes, cependant nous ne pouvions pas les passer sous silence.

Le plan de notre étude est le suivant :

Après quelques notions anatomiques succinctes, suivies de quelques considérations physiologiques, nous abordons dans une première partie l'étude des tumeurs bénignes puis, dans une deuxième partie, la description des tumeurs malignes primitives et nous terminons par quelques lignes de conclusions.

Notre chapitre de bibliographie ne s'adresse qu'aux tumeurs des lobes aberrants de la mamelle. Nous avons négligé à dessein les recherches bibliographiques complètes concernant l'anatomie de ces formations.

II

CONSIDÉRATIONS ANATOMIQUES

Les lobes aberrants de la mamelle sont des portions de tissu mammaire siégeant au voisinage de cette glande, munis ou non d'un conduit excréteur aboutissant au mamelon principal et servant de trait d'union avec la glande-mère, et qui n'ont aucune connexion avec la peau qui les recouvre.

Ils épousent la topographie des prolongements de la mamelle, dont ils peuvent être considérés comme la plus haute expression, dans le cas où ils sont pourvus d'un canal excréteur. Ils occupent donc, comme les prolongements eux-mêmes, par ordre de fréquence décroissante :

1º L'*aisselle*, le siège du prolongement constant décrit par Kirmisson, puis successivement par Tarnier, Rieffel, etc... Le lobe aberrant côtoie généralement le bord du grand pectoral, mais peut s'en éloigner pour être plus près de la mamelle ou en plein dans l'aisselle ;

2º La *région sternale*, généralement à la hauteur du quatrième espace intercostal, adoptant ainsi le lieu d'élection du prolongement relaté par Volkmann,

Tarnier et Chantreuil, etc... La situation peut cependant s'échelonner en hauteur, le long des espaces intercostaux, empiétant plus ou moins sur le sternum ;

3° L'*espace sous-claviculaire*, dans la direction du prolongement de Volkmann.

Les lobes aberrants n'occupent qu'exceptionnellement l'épigastre ou l'hypocondre, à l'instar des prolongements rencontrés par Hennig et Jocher.

Ils présentent l'aspect de masses lobulés, glanduliformes, de la grosseur d'une amande ou d'un œuf de pigeon, relativement mobiles sur la peau et les plans profonds. Le tégument cutané, à leur niveau, a ses caractères normaux.

Si on palpe l'intervalle qui les sépare de la mamelle, qui n'est jamais bien considérable, on y trouve rarement un cordon d'union. Par contre, après une dissection méthodique du tissu cellulaire qui sépare les deux formations, on trouve souvent un pédicule fin qui, à l'examen microscopique, apparaît constitué, soit par un canal excréteur de type mammaire flanqué de vaisseaux, soit simplement par de petits vaisseaux sanguins et lymphatiques qui solidarisent plus ou moins étroitement les deux formations.

Leur présence se manifeste généralement à l'occasion des poussées congestives ou laiteuses dont la mamelle est le siège lors des menstrues, de la grossesse et de la lactation. Cependant, ils n'apparaissent le plus souvent que tardivement, à la troisième grossesse par exemple, comme si les variations de tension, que produisent ces processus dans les acini mammaires, avaient besoin d'être multiples et souvent répétés pour achever de leur donner une individualité anatomique, au milieu du tissu cellulaire ambiant.

Les montées fluxionnaires ou laiteuses provoquent dans les lobes aberrants une tension plus ou moins douloureuse, qui peut en imposer pour une lésion inflammatoire aux personnes non prévenues.

A l'état de repos, leur mollesse et leur mobilité ont pu faire croire à des lipômes périmammaires dont elles n'ont cependant pas les caractères. L'ignorance de l'existence de ces formations aberrantes peut seule justifier pareille erreur de diagnostic.

Ils peuvent être le siège de récidives après l'amputation du sein pour cancer si, avant l'intervention, on ne contrôle pas la possibilité de leur existence pour en faire l'ablation aussi complète que possible.

Doit-on, cependant, se comporter à leur égard suivant le précepte de Pitzorno, qui recommande leur ablation dans tous les cas où on a l'occasion de les rencontrer ? Nous estimons que l'auteur italien va beaucoup trop loin ; et nous nous croyons autorisés à les enlever seulement dans des cas exceptionnels, où ou aurait la main forcée par une malade qui invoquerait une raison d'esthétique ou de gêne considérable aux époques de menstruation ou de gravidité.

III

TUMEURS DES LOBES ABERRANTS DE LA MAMELLE

PREMIÈRE PARTIE

TUMEURS BÉNIGNES

CHAPITRE PREMIER

ETIOLOGIE

L'étiologie présente peu de détails intéressants à signaler.

La fréquence relative de ces tumeurs nous est fournie par la statistique de Roger Williams, qui a eu l'occasion d'opérer 5o adéno-fibromes de la région mammaire, dont 7 siégaient dans des lobes aberrants de la mamelle. Le pourcentage est donc évalué à 14 pour 100.

L'âge de leur apparition est de vingt à quarante ans. On les rencontre exceptionnellement en dehors de cette période. Ils ne diffèrent pas en cela des néoplasmes bénins du sein en général.

La grossesse et l'allaitement paraissent avoir une influence plus que douteuse sur leur développement. Nous trouvons, en effet, cette particularité signalée dans cinq de nos observations seulement. Une des malades avait eu un enfant et deux fausses couches ; l'autre était enceinte de six mois au moment de l'intervention ; enfin, les trois dernières étaient vierges ou sans enfant.

Le traumatisme est accusé uniquement dans l'observation I. Il s'agit d'une femme qui avait reçu un coup de barreau de chaise sur le sein gauche, six mois avant la constatation de la tumeur.

CHAPITRE II

ANATOMIE PATHOLOGIQUE

A. *Examen macroscopique.* — Le siège de ces tumeurs est notée six fois à droite et huit fois à gauche. Mais il est passé sous silence dans quatre observations. Ces chiffres n'ont donc qu'une médiocre valeur.

Pour ce qui est de la topographie précise de ces néoplasmes dans l'aire de la région périmammaire, nous devons nous en rapporter encore à l'auteur anglais Roger-Williams qui, sur 7 cas, en a trouvé :

4 dans l'aisselle,

2 vers le sternum,

1 sous la clavicule,

car l'addition de nos cas ne pourrait que fausser cette

statistique, attendu que, dans plusieurs d'entre eux, la chose n'est pas précisée.

L'affection est ordinairement unique. On a constaté une seule fois deux tumeurs séparées et mobiles, siégeant du même côté.

Elles sont d'un volume variant d'une noix à un œuf de poule. On relève les expressions suivantes : « grosses comme un œuf de pigeon, une balle de cricket et même 5 pouces de diamètre. »

La tumeur est bien encapsulée, généralement libre et mobile sur la peau et les plans profonds, sauf dans l'observation d'adéno-fibro-lipome de Morestin, où la capsule adipeuse ambiante immobilisait très lâchement le néoplasme.

Elle est libre de toute connexion avec la glande mammaire, excepté dans l'observation I où, pendant une période de son évolution, la tumeur eut une attache à la mamelle, attache qui manquait du reste au moment de l'intervention.

Les ganglions ne sont jamais envahis.

B. *Examen microscopique.* — Nous ne dirons rien de l'examen microscopique de la coupe de ces tumeurs, car nous ne pourrions que reproduire les notions classiques qui concernent la structure des variétés de tumeurs rencontrées dans les lobes aberrants de la mamelle. Ces variétés se limitent jusqu'à présent à l'adéno-fibrome, l'adéno-fibro-lipome et le galactocèle.

CHAPITRE III

SYMPTOMATOLOGIE

Le début est toujours lent et silencieux. Il remonte généralement à deux ou cinq ans lorsque la malade vient consulter pour la première fois.

PÉRIODE D'ÉTAT

Signes physiques. — Les signes physiques doivent occuper une place prépondérante dans la description.

Ce sont généralement des tumeurs uniformément dures, qui fuient, comme une bille, sous le doigt qui veut les presser. Leur surface est arrondie et lisse, rarement parsemée de petites lobulations, dues à des kystes qui tendraient à s'extérioriser. Elles soulèvent la peau, au prorata de leur volume qui ne dépasse guère le poing. Celle-ci conserve du reste son aspect normal à leur niveau et glisse librement sur elles. L'interrogatoire de la malade apprendra parfois que la tumeur a été, pendant une période de son évolution, pédiculée au sein, auquel elle était rattachée « comme par un nerf » suivant l'expression consacrée, puis, que cette attache s'est rompue, c'est le cas des tumeurs migratrices du sein des anciens auteurs. En tous cas, au moment de l'intervention, toute connexion avec la mamelle a généralement disparu.

Tels sont les caractères de l'adéno-fibrome aberrant de la mamelle, quel que soit son siège, qui est du reste la variété histologique la plus fréquente.

Quelques modifications doivent être apportées à la description pour ce qui concerne l'adéno-fibro-lipome ou le galactocèle.

L'adéno-fibro-lipome, noyé dans sa capsule adipeuse d'enveloppe, a perdu de sa mobilité. La peau lui adhère par des adhérences, lâches il est vrai, qui ne créent pas le phénomène de la peau d'orange, mais qui entravent son glissement étendu et déterminent quelques dépressions cutanées. La consistance est plus molle, la lobulation souvent très marquée. Enfin, dans les déplacements qu'on imprime à la tumeur sur la paroi thoracique, on perçoit souvent une sorte de frottement, de crépitation.

Le galactocèle diffère des deux variétés précédentes, surtout par sa consistance qui est fluctuante ou seulement pâteuse, suivant la tension ou l'état moléculaire de son contenu. D'autre part, son origine remonte toujours à une grossesse ou un allaitement.

Les *signes fonctionnels* sont généralement nuls dans ces tumeurs. Leur localisation axillaire peut tout au plus amener un peu de gêne ou de douleur dans le bras correspondant.

Il n'y a jamais atteinte de l'état général, ni envahissement ganglionnaire.

Le siège de ces tumeurs, à l'aisselle, sous la clavicule ou sous le sternum, n'apporte aucun élément nouveau au tableau symptomatique.

J.-M. A.

CHAPITRE IV

DIAGNOSTIC

Comme ces tumeurs bénignes sont généralement privées de toute connexion avec la mamelle, on peut dire que, neuf fois sur dix, le diagnostic n'en sera pas fait. Les tumeurs migratrices peuvent seules faire exception, si leur évolution est connue et si le pédicule, qui les reliait, à un moment donné, à la glande principale a été remarqué. L'affection sera généralement confondue à l'aisselle, soit avec un ganglion hypertrophié, ou caséifié, soit avec un lipome simple, suivant la variété histologique considérée, et au sternum avec le vulgaire kyste sébacé.

Si, par hasard, on songe à une tumeur d'un lobe aberrant de la mamelle, on hésitera encore avec les affections nombreuses qui peuvent atteindre la glande. Aussi ne saurait-on apporter trop de soin à ce diagnostic.

Nous commencerons par élaguer les différentes tumeurs extramammaires avec lesquelles l'affection peut être confondue. Puis, une fois acquise la notion de tumeurs de lobe aberrant du sein, nous éliminerons les autres affections de la mamelle qui peuvent prêter à erreur.

A. ÉLIMINATION DES TUMEURS EXTRA-MAMMAIRES

A l'*aisselle*, l'adéno fibrome sera généralement confondu avec une *hypertrophie ganglionnaire*. On sait, en effet que les adénites péri - axillaires peuvent occuper le même siège que le lobe aberrant du sein. M. Morestin [1] rapporte, en effet, une observation d'adénite tuberculeuse, siégeant dans le voisinage de la mamelle, occupant les limites de la face antérieure et du bord inférieur du grand pectoral. Mais une hypertrophie ganglionnaire, ainsi localisée, sera symptomatique d'une lésion locale, qu'il faudra rechercher; ou bien s'accompagnera d'hypertrophie des autres territoires ganglionnaires et d'altération du sang qui mettront sur la voie du diagnostic. Empressons-nous d'ajouter que ce siège extra-axillaire des ganglions est également l'exception.

Par contre, nous ne voyons guère le moyen de distinguer l'adeno-fibro-lipome de l'aisselle d'un lipome simple ou d'une adéno-lipomatose. L'adéno–lipomatose se greffe sur des ganglions généralement tuberculeux, sera quelquefois diffuse et étendue à d'autres territoires ganglionnaires. En outre, d'après M. le professeur Jaboulay, elle s'accompagnerait d'une augmentation des cellules mononuclées et d'une éosinophilie légère.

Quoi qu'il en soit, c'est au bistouri qu'il faudra le plus souvent demander de trancher le diagnostic.

Le galactocèle axillaire pourra être également confondu avec un lymphangiome kystique ou un ganglion caséifié ; le lymphangiome est une affection du jeune âge, qui est multiloculaire, atteint un volume assez considérable, caractères qui n'appartiennent pas au galactocèle.

---

[1] *Société anatomique de Paris*, p, 821, 1900.

Le ganglion caséifié a généralement d'autres ganglions satellites et a une évolution spéciale.

Au sternum, deux affections peuvent induire en
erreur ; le kyste dermoïde, qu'on voit quelquefois à
l'union de la première et de la deuxème pièce et le
kyste sébacé. Il suffira d'y songer pour les éliminer.

B. DIAGNOSTIC AVEC LES AUTRES AFFECTIONS
QUI PEUVENT SIÉGER DANS LE LOBE MAMMAIRE

Lorsqu'on aura localisé l'affection dans un lobe mammaire aberrant de la région considérée, le diagnostic
sera pour ainsi dire fait. Néanmoins, on devra rechercher quelle est la nature de cette affection.

La malignité sera tout d'abord écartée si l'on consi-
dère les notions : d'âge d'apparition, de caractères
propres et d'évolution de l'affection.

Par contre, toute une série d'affections bénignes du
sein méritent d'être passées en revue.

a) L'*adéno-fibrome* sera distingué de :

1º Un noyau de mastite chronique, qui a une certaine sensibilité à la palpation, présente des poussées
d'augment et de retrait, ainsi qu'une adénopathie
satellite, qui épouse les périodes d'accroissement et de
diminution de la tumeur, dont l'origine remonte à la
lactation ou à un traumatisme.

2º Un noyau de mastite tuberculeuse qui n'a point
cette longue période de latence, s'accompagne d'adénopathie caractéristique dont l'évolution précède tou-

jours en rapidité celle de la lésion causale, enfin qui se greffe souvent sur un terrain bacillaire.

3° Un noyau de mastite syphilitique qui joint à sa rareté la propriété de céder merveilleusement au traitement ioduré.

b) Le *galactocéle* ne saurait être confondu avec les autres tumeurs fluctuantes qui apparaissent à la mamelle : tels que kystes hydatiques qui brillent par leur rareté, tumeurs bénignes ou malignes à dégénérescence kystique qui ont une évolution tout autre et dont l'origine ne remonte pas à une grossesse ou une période de lactation, comme cela a lieu pour le galactocèle ; les gommes tuberculeuses ou syphilitiques méritent à peine une mention ; la maladie kystique de Reclus a pour elle la bilatéralité et la multiplicité de ses lésions.

c) L'*adéno-fibro-lipome* a des caractères propres qui l'isolent complètement des autres variétés.

CHAPITRE V

PRONOSTIC ET TRAITEMENT

Ces tumeurs, malgré leur bénignité, ne doivent pas être abandonnées à leur évolution naturelle, car elles sont susceptibles de dégénérescence maligne. Aussi, dans tous les cas, on devra proposer l'intervention qui sera du reste des plus simples. Ces tumeurs, après incision des plans superficiels, s'énucléent avec la plus grande facilité.

Observations.

OBSERVATION I

Ollier, de l'origine glandulaire des tumeurs adénoïdes du sein, de leur migration en dehors des limites de la glande et de leur isolement consécutif *(Gaz. médic. de Lyon,* 15 avril 1855).

Adéno-fibrome du sein, tumeur migratrice.

Claudine P..., née à Lyon, âgée de vingt ans. Bonne constitution, tempérament lymphatico-sanguin. Pas de maladies antérieures, pas de signes de scrofule. Rien du côté de l'hérédité.

Réglée depuis l'âge de quatorze ans. Depuis un an, menstrues moins abondantes, régulières, rien de particulier au moment de leur apparition.

Il y a deux ans, coup de barreau de chaise reçu sur le sein gauche. Six mois après, la malade découvre en haut et en dehors de la glande une tumeur dure, peu mobile, non douloureuse.

La tumeur grossit peu à peu ; de temps en temps elle devenait douloureuse à la pression (ces douleurs n'ont pas paru coïncider avec le retour des menstrues). En grossissant elle devenait plus mobile, mais, d'après l'expression de la malade, « elle semblait être attachée à un nerf », peu à peu, ce prétendu nerf disparut et la tumeur devenait tout à fait mobile sous la peau, en dehors de la glande (sangsues, pommades résolutives appliquées sans résultat).

A son entrée à l'hôpital, la tumeur est du volume d'une grosse noix, dure, un peu bosselée, mobile sous la peau, tout à fait indépendante de la glande. Pas de ganglions axillaires engorgés, état général excellent. Depuis six mois la malade paraît avoir gagné de l'embonpoint.

M. Bonnet pratique l'ablation de la tumeur le 18 février 1855.

Il reconnaît qu'elle est tout à fait isolée, complètement indépendante de la glande. Il veut bien nous l'envoyer pour en faire l'examen au microscope. Nous y trouvons des éléments glandulaires enveloppés dans une gangue fibreuse.

La coupe de la tumeur est celle d'un corps fibreux. Elle a en certains points un aspect grenu manifeste.

Nota. — Le médecin aura rarement l'occasion de suivre les diverses phases de cette évolution; mais s'il interroge la malade, il apprendra par elle que la tumeur était au début immobile et mal isolée, que, peu à peu, elle a paru se dégager de la masse qui l'entourait, longtemps retenue par un nerf (c'est l'expression consacrée) et qu'enfin elle est devenue complètement libre.

OBSERVATION II

(Gosselin, *Traité des tumeurs du sein de Labbé*, p. 131).

Fibrome circonscrit péricanaliculaire. Dilatation et élongation
mécanique des acini. — Migration de la tumeur

S..., Joséphine, âgée de quarante ans, entre le 20 juin 1873 à l'hôpital de la Charité, service de M. le professeur Gosselin

La malade avait toujours joui d'une bonne santé. Elle avait toujours été et est encore bien réglée.

Elle portait depuis deux ans, sur la partie latérale externe du sein droit, une tumeur du volume d'un œuf de pigeon. Elle avait débuté par une petite tumeur mobile indolente, roulant facilement sous le doigt. Lorsqu'on l'examina pour la première fois, elle se rapprochait tellement du creux de l'aisselle que M. Gosselin crut d'abord à la présence d'un ganglion lymphatique hypertrophié.

La tumeur était dure au toucher, mobile, recouverte de bosselures arrondies. Elle n'avait aucune adhérence avec la peau, ni avec les parties profondes. On ne sentait dans cette partie aucun cordon se dirigeant, soit vers l'aisselle, soit vers la glande mammaire, de telle sorte qu'elle paraissait indépendante de la glande. Il n'y avait jamais eu d'écoulement par le mamelon.

Intervention. — Simple incision sur la tumeur qui est facile-ment énucléée.

Examen microscopique fait par M. Coyne.

Conclusions. — Dans ce cas, nous avons affaire à un fibrome péricanaliculaire, ayant eu son point de départ, surtout dans le tissu interstitiel périlobulaire et amenant mécaniquement des modifications de volume et de forme dans les lobules, sans qu'il y ait de tendance manifeste à la production de végétations intra-canaliculaires.

OBSERVATION III

(Labbé, in *Traité tumeurs du sein*, p. 136.)

Fibrome mammaire axillaire.

Nous avons eu entre les mains une pièce anatomique dont l'examen histologique a permis de rectifier le diagnostic qui avait été porté. Il s'agissait d'un fibrome mammaire, peu volu-mineux, très mobile et qui, par sa situation très rapprochée de l'aisselle, avait également fait croire à l'existence d'un ganglion hypertrophié.

OBSERVATION IV

(Reclus, *Bulletin de la Société anatomique de Paris*, p. 225, 1874.)

Tumeur de l'aisselle gauche, fibrome papillaire développé aux dépens d'un lobule aberrant de la mamelle.

D. F..., âgée de vingt-six ans, couturière, entre le 28 février, service de M. Trelat, pour une tumeur développée dans l'ais-selle gauche.

Début de l'affection. — Cette tumeur a débuté, il y a trois ans environ. Elle avait alors la grosseur d'un petit pois. Elle était mobile, douloureuse à la pression. Peu à peu, elle s'est accrue, est devenue dure, résistante, mais d'une manière insen-sible et sans poussées inflammatoires.

A l'entrée. — On constate dans l'aisselle gauche l'existence de cette tumeur. Elle a le volume d'une noix et paraît très superficielle, développée immédiatement sous la peau très mobile à ce niveau et sans changement de couleur. La tumeur n'est nullement adhérente aux tissus sous-jacents, elle est dure et présente la résistance des tumeurs fibreuses. La pression n'y détermine plus de douleurs. Les mamelles correspondantes et les ganglions environnants ne présentent rien d'anormal.

Diagnostic. — M. Trelat diagnostique une tumeur probablement développée aux dépens des glandes sudoripares de la région. Mais, vu la dureté, il croit à une grande quantité de tissu fibreux interposé aux culs-de-sac.

Intervention. — L'extirpation est facilement obtenue. Après une incision sur la tumeur, rendue saillante par les doigts qui la refoulent, on arrive facilement à l'énucléer.

Coupe macroscopique. — Sur une coupe, pratiquée suivant l'axe longitudinal, la tumeur ressemble, sauf la couleur qui est blanche, à un testicule. On voit, en effet, des tractus blanchâtres fibreux qui, partant de la capsule qui entoure l'organe, séparent des espaces d'aspect granuleux. Les tractus semblent converger vers un point où le tissu fibreux est surtout abondant. On perçoit, çà et là, des vaisseaux d'un certain volume qui parcourent les travées et paraissent se ramifier dans leur intérieur.

Examen microscopique (M. Renaut). — La tumeur est un fibrome papillaire, dont les bourgeons sont composés de tissu fibreux et par place de tissu embryonnaire, à divers stades d'évolution dans le sens fibreux. La surface des bourgeons est tapissée d'un épithélium prismatique très régulier et les végétations papillaires sont contenues dans des kystes tapissés d'épithélium, semblable à celui qui recouvre leur surface. Cette production est donc identique à celles de même nature qui végètent dans les canaux galactophores de la mamelle. Il y a lieu de se demander si l'on n'a pas affaire à un fibrome papillaire développé dans un lobule accessoire de la glande mammaire plus ou moins distant de celle-ci.

OBSERVATION V (Roger Williams).

Adéno-fibrome d'un lobe aberrant du sein droit.

Femme, trente-six ans, bien portante; pas d'antécédents personnels; toujours bien réglée; mère morte d'un cancer du sein gauche; présente une tumeur qu'elle a remarquée depuis six mois. Elle est sur le bord du sein droit, ovoïde, du volume d'un œuf, sans connexion avec la glande mammaire, mobile sur les parties ambiantes.

Ganglions axillaires normaux.

Ablation de la tumeur. — Elle est encapsulée, dure, sans connexion avec la glande mammaire; à l'œil nu, ressemble à un adéno-fibrome.

Examen microscopique. — Acini et conduits excréteurs sont englobés dans du tissu fibreux, dense. Les acini sont disposés comme dans la glande normale. Quelques cellules ont subi une dégénérescence granuleuse et, en certains points, on trouve quelques petits kystes. Les canaux sont dilatés par endroits et leurs cellules dégénérées également.

OBSERVATION VI (Roger Williams.)

Adéno-fibrome d'un lobe aberrant du sein droit.

Père mort de cancer d'estomac; sœurs mortes de cancer du sein.

Femme âgée de trente-huit ans, ayant bonne santé habituelle, présente une tumeur qui a apparu il y a trois semaines sans traumatisme. Elle est dure, circonscrite, en dehors du sein droit. Pas d'envahissement des ganglions axillaires.

Ablation de la tumeur. — Adéno-fibrome sans connexion avec le sein.

OBSERVATION VII (Roger Williams).

Adéno-fibrome d'un lobe aberrant du sein gauche.

Mère morte de tumeur viscérale.

Femme pâle, trente-six ans, mariée deux fois, un enfant et deux fausses couches.

Bonne santé habituelle.

Présente deux petites tumeurs dures près du sein gauche, sans connexion avec la glande.

Ganglions axillaires normaux.

Ablation des tumeurs. — Chacune avait l'apparence d'un adéno-fibrome banal.

Examen microscopique. — Acini glandulaires entourés de tissu fibreux. Ces acini contiennent quelques petites cellules.

OBSERVATION VIII (Roger Williams).

Adéno-fibrome axillaire d'un lobe aberrant du sein gauche.

Femme de quarante-trois ans, ayant tous les attributs de la santé, toujours bien réglée, présente, depuis deux mois, sur la ligne axillaire gauche et sans connexion avec le sein, une petite tumeur dure.

Pas d'envahissement des ganglions axillaires.

Ablation de la tumeur. — Adéno-fibrome typique encapsulé,

ORSERVATION IX (Roger-Williams).

Adéno-fibrome d'un lobe aberrant sternal du sein gauche.

Femme, quarante ans, sans enfants, bien portante, présente, sur le bord gauche du sternum, tout à fait en dehors du sein, une tumeur dure, qu'elle a remarquée pour la première fois il y a trois ans.

Ablation de la tumeur. — A l'examen, adéno-fibrome avec cavités remplies de saillies papillaires.

OBSERVATION X (Roger-Williams).

Adéno-fibrome d'un lobe aberrant sternal du sein droit.

Femme, vingt-sept ans, coiffeuse, présente une tumeur, sur le bord droit du sternum, sans connexion avec le sein, qu'elle a remarquée pour la première fois il y a neuf mois.

Ablation de la tumeur. — Adéno-fibrome à l'examen.

OBSERVATION XI (Roger-Williams).

Adéno-fibrome d'un lobe aberrant du sein gauche.

Jeune fille de vingt-deux ans, présente une tumeur ferme, nodulaire, à coté et en dehors du sein gauche. Elle l'a remarquée depuis deux ans.

Sa sœur a une tumeur semblable à la mamelle.

Ablation. — Adéno-fibrome à l'examen.

OBSERVATION XII

(Cameron, *Journal of anatomie*, p. 150, 1879.)

Adéno-fibrome axillaire d'un lobe aberrant du sein droit.

Jeune fille de trente ans, vierge, vient avec une tumeur de l'aisselle droite, qu'elle porte depuis cinq ans. Cette tumeur est élastique, du volume d'une balle de cricket, elle est devenue plus douloureuse depuis deux ans.

Ablation de la tumeur. — Adéno-fibrome à l'examen.

OBSERVATION XIII

(Cameron, *Journal of anatomie*, p. 150, 1879.)

*Adéno-fibrome probable de l'aisselle, aux dépens d'un lobe
aberrant du sein.*

Femme, trente-trois ans, présente dans l'aisselle une tumeur
dure, qui n'a pas augmenté depuis la puberté.
Pas d'intervention.

OBSERVATION XIV

(Catalogue path. de l'Université (*Collège-Hôpital*, vol. II,
p. 445, 1887.)

Adéno-fibrome d'un lobe aberrant du sein gauche.

Femme de trente-six ans, enceinte de six mois, présente une
tumeur, en dehors du sein gauche, complètement indépendante
de la mamelle, dont le début remonte à huit mois. Elle a augmenté surtout depuis six mois.

C'est une tumeur dure, ronde, légèrement lobulée, mesurant
5 pouces dans son long diamètre.

La section révèle une tumeur composée de lobules entourés
par un stroma fibreux peu abondant. Sa coupe ressemble à celle
du pancréas.

Examen microscopique. — Montre un groupe d'acini avec
épithélium abondant, qui, en quelques endroits, les remplit
entièrement. Çà et là, existent de petits canaux en communication avec les acini. Tissu interacineux très abondant, consiste
en tissu fibreux.

OBSERVATION XV

(*British medical Journal*, 1883, vol. I, p. 298)

Adéno-fibrome du lobe axillaire du sein droit.

Chez une femme de cinquante-neuf ans, morte de bronchite après ablation d'épulis, Neve trouva un nodule dur siégeant près du bord axillaire du sein droit, mais complètement détaché de celui-ci.

Examen microscopique. — Larges conduits avec épithélium court, qui, par places, était énormément dilatés. Il existait également des canaux plus petits. Ces éléments étaient entourés de tissu fibreux.

OBSERVATION XVI

(A. Neve, *Lancet*, March 31, p. 801, 1894.)

Galactocèle développé aux dépens d'un lobule aberrant de l'aisselle gauche. — Excision. — Guérison, 1892.

Femme de vingt-cinq ans, présente, dans l'aisselle gauche, une tumeur dont le début remonte à cinq ans.

Elle est grosse comme un œuf de poule, lobulée et non adhérente à la peau.

Elle paraît avoir ses racines dans la profondeur de l'aisselle.

Intervention le 8 septembre 1893. — Ablation simple. Elle n'avait aucune connexion avec les ganglions et les éléments nerveux ou vasculaires de l'aisselle. Guérison par première intention vers le 15 septembre.

Examen histologique. — Tumeur formée de tubes enroulés. d'où s'écoule à la section un liquide jaune, épais comme du lait pris. Sans hésitation, c'était un galactocèle, né aux dépens d'un lobule glandulaire aberrant de l'aisselle.

Nota. — Un cas semblable fut vu et excisé par le Dʳ Neve, environ trois mois après. Ce furent les seuls cas qu'il vit pendant ces douze dernières années.

OBSERVATION XVII

(Göpel cité *in* Vulker, thèse de Bonn, 1897.)

*Adéno-fibrome du lobe axillaire du sein, ressemblant à un
ganglion tuberculeux.*

Göpel a observé, comme assistant, un néoplasme mammaire primitif qui avait pris naissance dans une mamelle axillaire.

C'était une petite tumeur, grosse comme une noisette, qui ressemblait dans son aspect extérieur à un ganglion tuberculeux. A l'examen microscopique, on trouva un adéno-fibrome mammaire.

OBSERVATION XVIII

(H. Morestin, *Société anatomique de Paris*, mars 1901.)

*Fibro-adéno-lipome de l'aisselle, développé aux dépens
d'une glande mammaire aberrante.*

Mˡˡᵉ S..., receveuse des postes, est entrée le 11 février, à l'hôpital Saint-Louis, isolement — pour se faire débarrasser d'une tumeur axillaire gauche.

Cette tumeur occupe la partie antéro-inférieure de l'aisselle, et le relief qu'elle détermine, est comparable à celui que produirait la moitié d'une mandarine, placée sous les téguments. Elle est bien visible seulement, quand le bras est dans l'abduction. La malade s'en est aperçue par hasard « en changeant de flanelle ». Il y a un an que cette constatation a été faite ; mais l'affection devait évoluer depuis longtemps déjà, car, depuis l'époque où sa présence a été reconnue, c'est à peine si elle a augmenté de volume.

La tumeur est voisine de la mamelle, mais en est complètement distincte. Elle laisse libre le fond du creux axillaire. A sa surface, les téguments sont sains et ont conservé leur coloration normale. Cependant, on note un développement très apparent des veines superficielles.

Il y a, en particulier, une grosse veine, qui barre transversalement la partie antérieure de l'aisselle, soulevant la peau du creux sous-claviculaire au bord inférieur du grand pectoral. On remarque, en outre, une petite dépression cutanée infundibuliforme, répondant à la partie supérieure de la tumeur.

Cette dépression s'exagère quand on essaie de plisser les téguments à ce niveau. Il y a là une adhérence entre la peau et le néoplasme sous-jacent. Ce dernier, à la palpation, est lobulé, de consistance assez ferme. Les différents lobes ont, les uns sur les autres, une certaine mobilité. En outre, ils se laissent, pour ainsi dire, énucléer de la masse principale. C'est une sorte de grappe, et l'impression première est qu'il s'agit d'un paquet de ganglions. Dans son ensemble, la masse principale paraît être du volume d'une petite orange, car elle s'enfonce assez loin sous le grand pectoral. La partie supérieure de l'aisselle est complètement libre et la tumeur n'envoie aucun prolongement du côté des vaisseaux. Cette tumeur multilobée est d'ailleurs mobile et n'offre d'autre adhérence que celle déjà signalée à la face profonde des téguments. Dans les déplacements qu'on imprime à ses différents lobes, et surtout quand, les appliquant contre la paroi thoracique, on les repousse de bas en haut, on perçoit une sorte de frottement, de crépitation. La glande mammaire explorée avec soin n'offre rien d'anormal à la palpation, non plus que celle du côté opposé. Elles paraissent l'une et l'autre absolument saines. Elles n'ont jamais été le siège d'aucune inflammation. La malade n'a jamais eu d'enfant. Elle croit même être vierge? Elle est encore réglée, malgré ses quarante-neuf ans, mais d'une façon irrégulière.

Il existe, en outre, chez Mlle S.... un lipome sous-cutané du flanc, lipome gros comme le poing. Il est là depuis de longues années..

Le diagnostic, d'ailleurs évident, a été fait dès le début. Il est un peu gênant, mais la malade n'a jamais voulu consentir à s'en séparer et nous déclare, dès l'abord, que sa tumeur du flanc ne doit pas nous occuper.

La tumeur de l'aisselle détermine quelques douleurs, dont la localisation est très précise. Elles sont irradiées le long de la face interne du bras et correspondent au trajet commun des filets nerveux du brachial cutané interne accessoire. Les douleurs sont du reste peu intenses et se montrent surtout pendant la nuit ou à l'occasion d'un mouvement d'abduction du bras. Ce qui inquiète la malade, c'est la nature de la tumeur.

Formuler une opinion ferme à son sujet est, en effet, loin d'être facile. On est tout d'abord induit à rapprocher du néoplasme axillaire de nature douteuse, le lipome du flanc de diagnostic certain. Mais il faut raisonner cette impression première. Sans doute l'évolution a été lente, et la marche est pour ainsi dire stationnaire. Il est vrai aussi que la lobulation est un caractère de beaucoup de lipomes, que l'adhérence aux téguments en est un autre, enfin, que la crépitation est un signe, maintes fois relevé dans les relations cliniques et, en particulier, dans les observations de lipomes sous-mammaires.

Cependant, ces éléments de diagnostic, même groupés sur une seule tumeur, ne suffisent pas pour en affirmer la nature lipomateuse, dans le cas particulier notamment. La consistance de chaque lobule était très ferme, beaucoup plus qu'elle ne l'est dans un lipome ordinaire. Ils étaient très mobiles les uns sur les autres, autre circonstance rarement notée dans les lipomes. La crépitation, déterminée par la collision de ces lobes eût pu être à la rigueur fournie par d'autres tumeurs, l'adhérence à la peau pouvait être secondaire.

A ce dernier propos, on pouvait agiter la question d'une tumeur maligne dans un lobe aberrant de la mamelle, s'accompagnant d'engorgement des ganglions de l'aisselle. Cette idée fut rapidement écartée, car la physionomie de cette adhérence n'est pas du tout celle de « la peau d'orange ». Les téguments n'avaient rien perdu de leur souplesse au voisinage de cette petite dépression infundibuliforme. Ils étaient minces, aisément déplacés dans tous les sens, et ne tenaient à la tumeur que par l'implantation à leur face profonde d'une sorte de pédicule fort grêle. On devait alors penser à des adénopathies, et, tout particulièrement, à des adénopathies d'origine bacillaire. Cette hypothèse n'était pas non plus absolument satisfaisante. Outre que l'adhérence cutanée, en dehors de toute suppuration antérieure, devenait inexplicable, la consistance n'était pas celle qu'on note dans le cas de ganglions tuberculeux, et avec laquelle nous sommes bien familiarisés, en raison de la fréquence relative avec laquelle on les observe. Puis la tumeur siégeait très bas, contre le bord inférieur du grand pectoral. Or, en l'absence de toute lésion mammaire, on ne voit guère en ce point d'adénopathies.

Le fond de l'aisselle, la région des vaisseaux où se trouve la plupart des glandes lymphatiques, étaient parfaitement libres. On en revenait alors à l'idée d'un lipome. Ce fut à ce diagnostic que je m'arrêtai, en me demandant s'il ne s'agissait pas d'une production graisseuse, développée autour de ganglions lymphatiques plus ou moins altérés, d'une adéno-lipomatose.

Intervention. — Le 11 février, incision ; énucléation facile, car la tumeur était parfaitement encapsulée. Elle présentait un lobe prepectoral tout petit ; le reste de la tumeur était logé derrière la paroi axillaire antérieure.

Examen macroscopique. — La tumeur enlevée présentait l'apparence extérieure d'un lipome vulgaire. Il n'en était plus de même sur une coupe verticale. Dans une atmosphère commune sont logées sept ou huit tumeurs oblongues, ovalaires, d'aspect grisâtre ou blanc grisâtre, de consistance très ferme et même dure. Nul point ramolli et caséeux. Il semble qu'il s'agisse d'un paquet de ganglions, mais ce n'est qu'une apparence grossière, ainsi que l'établit l'examen histologique de M. Veinberg.

Examen histologique. — Il s'agit d'une série de fibro-adénomes présentant la structure de ceux qu'on rencontre si fréquemment dans la glande mammaire. Ils ont eu pour point de départ, soit une glande surnuméraire, une mamelle axillaire, soit des lobules très aberrants de la glande mammaire proprement dite. Etant donné que le sein lui-même est absolument intact, et qu'aucun lien n'unissait à la mamelle la tumeur parfaitement encapsulée, entourée d'une épaisse atmosphère graisseuse, la première opinion semble vraisemblable. On remarquera cependant que la peau de la région ne présentait aucun vestige apparent d'une formation mammaire, aucune trace de mamelon, pas même une surface pigmentée. La peau qui couvrait la tumeur est même dépourvue de poils. Cependant, l'adhérence qui existait entre la face profonde des téguments et la masse néoplasique, pourrait être interprétée comme un vestige de son origine cutanée. Cette opinion paraît assez acceptable; pourtant, on ne saurait repousser complètement l'autre hypothèse, qui ferait dériver ces productions de débris aberrants des grosses glandes mammaires, bien qu'elle soit moins vraisemblable.

DEUXIÈME PARTIE

TUMEURS MALIGNES PRIMITIVES
DES LOBES ABERRANTS DE LA MAMELLE

CHAPITRE PREMIER

ÉTIOLOGIE

L'étiologie de ces tumeurs diffère de celle des néoplasmes malins du sein en général par les détails suivants.

Leur fréquence relative, d'après la statistique de Roger Williams, serait de 10 pour 100 des cas de carcinome du sein. Car cet auteur, sur 132 cas de carcinomes de cet organe qu'il a eu l'occasion d'opérer, en rapporte 13 ayant leur siège dans des lobes mammaires aberrants.

Ces tumeurs apparaissent à l'âge des néoplasmes malins en général, c'est-à-dire entre trente et quatre-vingts ans. Elles affectent cependant deux périodes de prédilection, l'une comprise entre quarante et cinquante ans, l'autre entre soixante et soixante-dix ans.

Elles ne se rencontrent à peu près que chez la femme. Martin, qui a fait une revue critique sur la question, prétend même qu'elles appartiennent exclusivement au sexe féminin et qu'il n'en existe pas d'observation chez l'homme. Cette lacune est comblée par notre observation XXVI, que nous devons à l'extrême obligeance de M. le professeur agrégé Gangolphe.

L'influence, que peuvent exercer la grossesse et l'allaitement sur l'apparition de ces tumeurs, ne peut être consciencieusement étudiée sur nos observations, qui sont par trop incomplètes à cet égard. Dans cinq seulement, on signale que les patientes étaient mariées et mères de plusieurs enfants ; mais on oublie de dire si elles avaient nourri. Dans deux cas on mentionne, d'une manière plus précise, que l'affection aurait apparu au moment de la montée laiteuse.

CHAPITRE II

ANATOMIE PATHOLOGIQUE

A. *Examen macroscopique.* — D'après notre statistique, ces tumeurs siégeraient 14 fois à droite, pendant qu'on les trouverait seulement 8 fois à gauche. Mais nous accordons peu d'importance à ces chiffres car, dans plusieurs observations, ce détail est passé sous silence.

Par contre, leur topographie dans la zone périmammaire offre plus d'intérêt. Elles occupent, par ordre de fréquence décroissante, l'aisselle, la région sternale, la région sous-claviculaire. La proportion du reste, est réglée par les chiffres que voici: Dans 24 cas où la localisation est précisée, 14 sont axillaires, 6 sternaux et 4 sous-claviculaires.

Ce sont des tumeurs dures de volume variable. Elles sont comme une noix, un œuf, une orange ou un poing. D'abord mobiles au début sur les tissus environnants, elles ne tardent pas d'adhérer à la peau ; c'est à ce stade que généralement on les observe.

Elles sont recouvertes d'une ulcération dans le quart des cas. L'ulcération creuse en profondeur, a l'aspect atone, c'est l'ulcère rongeant, ou au contraire fait saillie à l'extérieur et bourgeonne, c'est l'ulcère en choufleur. Les bords de l'ulcération surélevés se confondent avec la peau ambiante, qui fait corps avec le néoplasme, et n'est pas décollée par refoulement comme dans les tumeurs bénignes. Vers l'ulcération comme centre convergent fréquemment de nombreux plis de la peau qui entoure la tumeur. L'adhérence aux plans profonds est plus rare et surtout plus tardive. On ne la rencontre guère que dans quelques cas abandonnés à leur évolution naturelle.

Les connexions avec la mamelle correspondante sont ou nulles, ou représentées par un pédicule oophorovasculaire avec quelques grappes glandulaires échelonnées de ci de là, noyé dans le tissu cellulo-adipeux ambiant.

Le sein est généralement indemne, sauf le cas de récidive après ablation simple de la tumeur sans amputation de la mamelle. Nous possédons cependant deux observations de cancer du sein à début axillaire, c'est-à-dire deux cas où la tumeur a pris naissance dans un lobe aberrant axillaire, puis a envahi secondairement la glande principale, à la faveur du pédicule qui les reliait.

Les ganglions sont généralement envahis : ceux de l'aisselle dans la pluralité des cas, exceptionnellement ceux de la région sus-claviculaire.

B. *Examen microscopique.* — Ne présente rien de particulier à signaler qui n'appartienne aux tumeurs malignes du sein en général. Il s'agit de carcinomes généralement squirrheux, avec leur texture ordinaire, et leurs variétés commandées par la prédominance plus ou moins forte de leurs deux éléments constitutifs fibreux et épithélial, le degré d'évolution de ces éléments ou leur dégénérescence.

CHAPITRE III

SYMPTOMATOLOGIE

Le début remonte généralement à un ou deux ans quand les malades viennent consulter ; plus rarement c'est trois à six mois, exceptionnellement trois à quatre ans et au-dessus. Il est ordinairement lent et progressif, causant seulement un peu de gêne, rarement de la douleur vraie. Dans certains cas, cependant, il s'agit d'une tumeur qui sommeillait depuis un certain nombre d'années, gardant sa mobilité et qui, subitement, prend un accroissement rapide et douloureux et présente une certaine fixité comme si, de bénigne, l'affection avait revêtu les allures de la plus grande malignité. Dans l'observation VI, la patiente remarque, pendant l'allaitement de son enfant, l'apparition d'une tumeur axillaire qui disparaît sans traitement en l'espace de six semaines. Puis, à la naissance de son cinquième enfant, la tuméfaction revient, ne rétrocède plus et, quatre mois après, devient douloureuse.

PÉRIODE D'ÉTAT

Les malades présentent une symptomatologie subordonnée au siège de leur affection. Chaque région, en effet, n'a-t-elle pas sa constitution propre et sa pathologie spéciale. L'aisselle, notamment, pour prendre le meilleur exemple, est traversée par le paquet vasculonerveux du membre supérieur, dont la lésion peut fournir des signes à part. Aussi, croyons-nous utile de décrire à ces tumeurs des symptômes communs et des symptômes propres à chacune de leurs localisations principales.

A. *Symptômes communs.* — Etudions d'abord les signes physiques avant de passer aux signes fonctionnels et généraux.

1° Signes physiques. — Il s'agit d'une tumeur d'une dureté ligneuse uniforme, ne dépassant guère le volume d'une orange, restant plus souvent aux proportions plus modestes d'une noix. Assez régulière au début où elle est mobile sur la peau et les plans profonds, elle ne tarde pas à contracter des adhérences avec la peau. Le tégument cutané est envahi chez les *deux tiers* des malades qui viennent consulter. Tantôt la peau se fronce en peau d'orange quand on essaye de la plisser ; tantôt elle est chagrinée, capitonnée, fait corps intime avec le néoplasme sous-jacent ; tantôt enfin elle est

ulcérée. *L'ulcération* existe dans *le cinquième* des cas,
Elle est plus ou moins bourgeonnante, repose sur une
base indurée ; ses bords sont soudés à la peau qui fait
partie du néoplasme. Elle sécrète un ichor fétide si elle
n'est pas tenue propre. Parfois également ses bourgeons
s'effritent et peuvent donner un peu de sang.

La masse n'adhère aux plans profonds que très tardivement. Nous ne saurions trop insister sur ce mode
d'extension locale de l'affection qui envahit toujours la
peau avant d'adhérer en profondeur. C'est là la clef du
diagnostic avec les nombreuses tumeurs profondes qui
prêtent à confusion.

A l'examen clinique, on ne trouve généralement
aucune connexion entre la tumeur et la glande mammaire correspondante. Par contre, au cours de l'intervention, les auteurs ont plusieurs fois rencontré, à
leur grand étonnement, qu'ils ne cachent pas du
reste, un pédicule oophorovasculaire, gros comme
une plume d'oie, réunissant le lobe dégénéré à la glande
principale. L'importance de cette attache pour mettre
sur la voie du diagnostic est telle, qu'on ne saurait
prêter trop de soin à sa recherche, lorsqu'on examine
les malades. Sa présence est signalée dans notre observation XXV « sous forme d'un canal déférent, que l'on
sent dur sous les téguments et qui relie la tumeur
axillaire à la partie externe de la mamelle ».

La mamelle correspondante est macroscopiquement
saine dans toutes nos observations, sauf deux où le
néoplasme, après être resté longtemps indépendant, a
envahi le sein, en suivant probablement le pédicule du
lobe dégénéré comme fil conducteur. A ce moment,

l'affection présentait l'aspect d'un cancer typique du sein avec prolongement axillaire.

L'adénopathie est constante, mais quelquefois passe inaperçue au moment de l'examen, parce que les ganglions sont confondus avec la masse néoplasique.

2° Signes fonctionnels. — Attirent peu l'attention et sont généralement tardifs. Ils consistent en gêne, picotements, douleurs névralgiques etc., parfois impotence relative d'un des membres supérieurs.

3° Signes généraux. — Consistent en faiblesse, inappétence, amaigrissement, teinte cancéreuse, etc. Ils paraissent moins intenses que dans le néoplasme vulgaire du sein. Deux fois seulement, nous trouvons l'intervention contre-indiquée par l'état général.

Cette particularité nous semble pouvoir s'expliquer par ce fait que la tumeur est d'emblée superficielle, marque son empreinte à la peau de bonne heure, et qu'elle tourmente tôt la quiétude de la malade, qui vient rapidement consulter et se faire opérer. Après l'intervention, elle s'en va et est souvent perdue de vue.

B. *Signes propres aux diverses localisations*, c'est-à-dire appartenant aux variétés :

> Axillaires ;
> Sous-claviculaires ;
> Sternales.

a). Variété axillaire. — La tumeur occupe une situation variable, mais elle affecte une prédilection marquée pour le bord inférieur du grand pectoral. Elle longe le bord de ce muscle, s'en coiffant légèrement,

Souvent aussi, elle est à cheval sur la région mammaire et axillaire, quoique cependant séparée nettement du sein.

Plus rarement, elle croise l'aisselle en diagonale, abordant les muscles de la paroi postérieure.

Lorsqu'elle contracte des adhérences avec la profondeur, c'est presque toujours aux dépens du muscle grand pectoral. On s'en assure facilement, en essayant de mobiliser la masse néoplasique pendant l'état de contraction du muscle qui s'obtient en s'opposant au rapprochement du bras contre le tronc. Exceptionnellement, elle se fixe aux segments costaux qui font partie de la région, ou aux muscles de la paroi postérieure de l'aisselle.

L'adénopathie axillaire est constante. Les ganglions néoplasiques sont, soit fusionnés avec la tumeur si elle siège en plein dans la région, soit plutôt séparés d'elle, formant une masse isolée avec ses caractères bien spéciaux. Parfois, on trouve en même temps de l'adénopathie sus-claviculaire, l'infection néoplasique prenant probablement, dans ce cas, la voie des lymphatiques du muscle grand pectoral, si l'on en croit les recherches de Hyrtl et Rieffel.

La compression du paquet vasculo-nerveux du membre supérieur peut créer des signes spéciaux. Les nerfs manifestent leur atteinte par des douleurs névralgiques ou par des troubles de la motricité du membre. Les veines plus ou moins oblitérées donnent de l'œdème de la main, avant-bras, etc. L'observation XXIX en est un remarquable exemple.

b) Variété sous-claviculaire. — La tumeur occupe

dans l'aire de la région sous-claviculaire, des positions variables qu'on devine facilement.

L'adénopathie est soit axillaire, soit sous-claviculaire, car d'après Hyrtl, quelques-uns des lymphatiques cutanés mammaires se rendent directement aux ganglions sous-claviculaires, soit enfin sus claviculaire par l'intermédiaire des lymphatiques du muscle grand pectoral.

c) Variété sternale. — A son siège de prédilection à la hauteur du quatrième espace intercostal, sur le bord du sternum ; mais peut s'échelonner sur une plus grande étendue le long des espaces intercostaux.

Elle paraît plus spécialement frapper les ganglions mammaires internes ou les ganglions axillaires opposés.

CHAPITRE IV

DIAGNOSTIC

Le diagnostic doit être fait aux trois périodes d'évolutions locale du néoplasme, c'est-à-dire :

1º A la période de mobilité de la tumeur ;

2º A la période de fixité par adhérence aux plans voisins, peau ou plans profonds ;

3º A la période d'ulcération.

I. PÉRIODE DE MOBILITÉ DE LA TUMEUR
L'ADÉNOPATHIE EST RARE

La difficulté du diagnostic est subordonnée à la présence ou l'absence d'un pédicule perceptible, reliant le néoplasme à la mamelle.

A. *Tumeur cliniquement rattachée au sein.* — Le siège du néoplasme ne saurait faire de doute. Sa nature seule est à déterminer dans ce cas. La malignité se reconnaîtra aux caractères suivants :

Age dépassant la quarantaine.

Début récent remontant à quelques mois seulement.

Tumeur plus dure et moins mobile que les tumeurs bénignes, moins grosse qu'elles.

Signes fonctionnels peut-être plus marqués.

Dans les cas douteux, qui ne sont point rares, le diagnostic ne pourra être fait qu'après l'intervention, en examinant des coupes macro -et microscopiques de la tumeur. Cette recherche est du reste loin d'être superflue, puisque la tumeur bénigne se traite par l'énucléation simple, tandis que le néoplasme malin réclame une intervention large avec amputation de la mamelle correspondante.

B. *Tumeur non rattachée au sein.* — C'est dans ce cas que le diagnostic devient épineux, car on ignore à la fois le siège et la nature du néoplasme. Il se fera par élimination des différentes tumeurs qui peuvent prêter à confusion.

Dans cet ordre d'idées, les affections ganglionnaires

méritent d'être mises en première ligne, surtout pour
les néoplasmes axillaires et sous-claviculaires. Car on
sait bien depuis Morestin, les variétés nombreuses des
adénopathies périaxillaires. Elles peuvent être bra-
chiales, interpectoro-deltoïdiennes, sous-claviculaires,
rétro-axillaires, c'est-à-dire sur le bord du grand dorsal
ou du grand rond, ou bien encore situées entre la
mamelle et l'aisselle.

Les ganglions peuvent être le siège de lésions tuberculeuses, syphilitiques ou néoplasiques.

α. Adénopathie tuberculeuse. — Rieffel relate dans
sa thèse une observation d'adénite pouvant en imposer pour un néoplasme de la glande mammaire. Il
donne en même temps l'indication bibliographique
d'un cas analogue rapporté par Buchanau [1]. Ce sont
deux cas dans lesquels toute la masse ganglionnaire de
l'aisselle, attirée pour ainsi dire par le tissu adipeux où
elle est noyée, peut prendre sur le thorax une situation
antéro-latérale. Voici du reste l'observation de Rieffel :

« Femme amputée du bras droit pour tumeur blanche du
coude un an auparavant. Elle vient avec une tumeur ayant apparu
depuis un mois, qui occupe la paroi thoracique antéro-latérale
du côté droit. Elle est à cheval sur le bord inférieur du grand
pectoral auquel elle n'adhère pas. Allongée à grand axe vertical,
elle confine immédiatement à la mamelle, qui est bien développée
et semble au premier abord faire corps avec elle. Toutefois, on
l'en sépare assez facilement par le doigt et la consistance qu'elle
présente. Elle est fluctuante en plusieurs points, indolente à la
pression avec surface grossièrement lobulée. L'aisselle est vide.

[1] Case of enlarged Caseous gland simulating a mammary
tumour *Glasgow med. Journal*, 1884, t. XXI, p. 47.

L'ablation de la tumeur montre une quinzaine de ganglions, caséifiés pour la plupart.

Le diagnostic sera basé sur les caractères de la lésion élémentaire, qui sont généralement différents dans les deux cas. En effet, la lobulation résultant de l'agglomération de masses ganglionnaires généralement multiples, la rénitence qui devient même fluctuation en certains points, appartiennent à l'adénopathie. D'autres territoires ganglionnaires pourront également être atteint. Enfin la lésion causale devra être constamment recherchée, car l'adénopathie n'est qu'un symptôme.

β. Adénopathie syphilitique — Peut également causer l'erreur. Nous rappellerons, en effet, le cas bien typique d'une femme ayant la trentaine, qui vint se présenter à une des consultations chirurgicales de l'Hôtel-Dieu, avec une volumineuse masse de l'aisselle droite. Les hypothèses les plus variées avaient été émises sur la nature et le siège de l'affection, lorsqu'on aperçut une cicatrice indélébile sur le dos de la main. La malade avait eu un chancre du dos de la main. L'évolution clinique vint confirmer le diagnostic.

S'il s'agissait d'une adénopathie tertiaire, l'épreuve thérapeutique servirait de pierre de touche.

γ. Tumeurs ganglionnaires proprement dite. — Peut être *primitive*. Il s'agit alors de lymphadénome ou lymphosarcome. Les caractères propres à toute affection ganglionnaire, l'exploration des autres régions ganglionnaires, permettront peut être de trancher le diagnostic.

Elle est le plus souvent *secondaire* à un néoplasme siégeant dans le territoire lymphatique tributaire des ganglions atteints. La lésion causale sera le plus souvent vite reconnue. Une exception cependant doit être faite pour certaines petites tumeurs mélaniques de la région sous-claviculaire, qui ont été préalablement excisées et dont la cicatrice peut facilement passer inaperçue. Ces tumeurs donnent lieu, comme on le sait, à de gros retentissements ganglionnaires dans l'aisselle, qui peuvent facilement être confondus avec une tumeur mammaire aberrante. Nous en avons vu un cas typique dans le service de notre maître, M. le professeur agrégé Rollet, à la Croix-Rousse.

Pour être complet, nous mentionnerons *les tubercules sous-cutanés* syphilitiques ou tuberculeux, etc. Ce sont des lésions qui ont une évolution bien spéciale, restent peu longtemps à l'état crû et se ramollissent vite.

II. PÉRIODE D'ADHÉRENCE AUX PLANS AMBIANTS.

C'est là qu'intervient la loi qui régit la marche des tumeurs mammaires, qui envahissent la peau avant d'adhérer en profondeur, contrairement au groupe des tumeurs profondes musculaires, osseuses, etc., qui intéressent secondairement la peau. Lors donc qu'on aura eu la chance d'assister à l'évolution spéciale de ces tumeurs, ou que l'interrogatoire donnera des renseignements précis à ce sujet, on aura en mains un gros élément de diagnostic. Malheureusement, ces données feront trop souvent défaut. D'où la nécessité de chercher d'autres éléments de diagnostic. Deux groupes de tumeurs doivent être éliminés :

a) Des tumeurs cutanées.

b) Des tumeurs profondes musculaires osseuses, etc.

A. *Tumeurs cutanées* (des glandes notamment). — Ne sont jamais reliées à la mamelle par un pédicule perceptible. Par contre, elles sont attachées à la peau par le canal excréteur de la glandule. En outre, le tissu glandulaire, avant d'être dégénéré, n'a pas subi d'accroissement au moment de la montée laiteuse, ce qui est parfois le cas des lobules mammaires aberrants.

B. *Tumeurs profondes.* — 1° Tumeurs musculaires. Sont quelquefois prises à l'aisselle, par exemple, pour une tumeur mammaire. Nous croyons intéressant, à ce point de vue, d'en rapporter un cas opéré par M. le professeur agrégé Durand :

Diagnostic clinique : Néoplasme du sein gauche développé dans le prolongement axillaire de la glande mammaire, examen histologique tumeur musculaire striée.

E. R. ., cinquante-neuf ans, lingère, entre salle Gensoul le 9 avril 1901. Pas d'antécédents héréditaires. Bonne santé habituelle. La malade entre pour une tumeur qu'elle porte dans l'aisselle depuis cinq ou six ans. Elle a débuté par une « grosseur » qui a évolué jusqu'à aujourd'hui progressivement et sans douleur.

La tumeur est à cheval sur la région mammaire et l'aisselle. Elle a le volume d'une orange, la consistance ferme, les contours légèrement bosselés. Elle a une certaine mobilité, bien qu'on croit percevoir un point d'attache profond.

Pas de ganglions axillaires ni sus-claviculaires, pas de douleurs.

11 avril. — Extirpation de la tumeur.

Examen histologique pratiqué par M. Paviot : Gros blocs de teinte acajou, nucléés ou polynucléés, à disposition épithélioïde. Envahissement des fibres musculaires par des noyaux qui restent dans leur gaine. En somme, il n'y a pas de doute sur la nature musculaire striée de la tumeur.

Grandes réserves pour la nature bénigne ou maligne.

Le diagnostic sera fondé sur l'attache aux plans profonds ; l'absence de soudure, ou la soudure tardive à la peau ; l'absence de tout pédicule entre la mamelle et la tumeur ; l'envahissement rare des ganglions ; la longue durée de l'affection.

2° Les tumeurs osseuses pourront rarement prêter à confusion, à cause de leur consistance spéciale.

III. A LA PÉRIODE D'ULCÉRATION

Les caractères même de l'ulcération, reposant sur base indurée dont les bords sont soudés à la peau qui fait corps avec la tumeur, feront vite éliminer :

1° Les ulcérations simples, comme on en voit sur la région sternale chez certains débardeurs, qui guérissent simplement après huit ou dix jours d'hôpital sous un pansement aseptique ;

2° Certaines tumeurs sébacées ulcérées de la région sternale dont l'ulcération est entretenue par la persistance de la membrane d'enveloppe qui forme séquestre ;

3° Les ulcères syphilitiques succédant généralement à l'évacuation d'une gomme, dont les bords sont décollés et violacés, et qui cèdent merveilleusement à l'iodure de potassium ;

4° Les ulcères tuberculeux, avec leur sécrétion de sérosité mélangée de grumeaux ; leur aspect granuleux, etc.

5° Les tumeurs bénignes ulcérées où la peau se rompt méaniquement par usure et distension, laissant un passage à la tumeur qui fait hernie à l'extérieur, sans adhérer à la peau elle-même, qui est toujours décollable au stylet et ne fait jamais corps avec le néoplasme.

CHAPITRE V

PRONOSTIC

Est celui qui s'attache à toute tumeur maligne du sein. Ce sont des affections qui, abandonnées à elles-mêmes, infectent les ganglions, envahissent l'état général en cachectisant le sujet et qui méritent, à ce double titre, une intervention précoce et radicale.

CHAPITRE VI

TRAITEMENT

Indications opératoires. — Comme pour le cancer ordinaire du sein, il y a des cas qu'on doit opérer, d'autres qu'on peut opérer, enfin d'autres qu'on doit respecter.

1° Il faut enlever tous les néoplasmes mammaires aberrants : lorsque l'état général est peu ou pas touché, que les ganglions atteints sont facilement accessibles, et que la lésion locale peut être enlevée largement, sans crainte de causer des dégâts considérables.

2° On doit s'abstenir de toute intervention, lorsque l'état général est gravement compromis, qu'il existe un envahissement des ganglions sus-claviculaires, ou de gros paquets ganglionnaires axillaires adhérents au pédicule vasculo-nerveux du membre supérieur.

3° Enfin on peut opérer certains squirrhes atrophiques des vieilles femmes. Cette classe renferme en outre une série de cas limités, dont le nombre est subordonné au tempérament et à l'expérience du chirurgien, ou aux sollicitations de la malade.

Le traitement par la quinine à l'intérieur ou en applications locales remplace avantageusement les opérations palliatives, car elle déterge les ulcérations locales, calme les douleurs, arrête les hémorragies et fait rétrocéder dans une certaine mesure l'adénopathie.

Mode d'intervention. — En présence d'une tumeur maligne d'un lobe aberrant de la mamelle, nettement séparée de la glande, on serait tenté de respecter le sein correspondant. Ce serait une faute éminemment préjudiciable à la malade, vouée à une récidive précoce et fatale en plein tissu mammaire. Tous les auteurs s'accordent à dire que l'intervention doit comprendre :

1° L'ablation de la tumeur et des ganglions infectés.

2° L'amputation de la mamelle aussi complète que dans le vulgaire néoplasme du sein. La règle ne souffre pas d'exception.

Au cas d'hésitation dans le diagnostic, il faut enlever la tumeur, la faire examiner microscopiquement et ne pas perdre de vue la malade.

Si l'examen anatomo-pathologique affirme une tumeur mammaire maligne, on doit imposer une nouvelle opération à la malade et enlever le sein largement.

Nous nous garderons de préconiser un procédé quelconque, persuadé que le meilleur est celui que l'opérateur a le mieux en mains, et qui déblaye le plus complètement le terrain dégénéré.

Observations.

OBSERVATION I

(Volkman, *Beiträge zur Chirurgie*, p. 33o, 1875.)

Carcinome développé aux dépens d'un lobe mammaire aberrant sternal.

Une dame se présente avec une tumeur siégeant sur le sternum, qui offrit, après l'extirpation, la structure du cancer mammaire. Les deux mammelles étaient saines. La malade n'a pas été revue.

OBSERVATION II

(Volkman, *Beiträge zur Chirurgie*, p. 33o, 1875.)

Carcinome développé aux dépens d'un lobe aberrant sous-claviculaire de la mamelle.

Une femme de trente-cinq ans se présente à cet auteur avec une nodosité dure, existant depuis de longues années, adhérente à la peau, située immédiatement sous la clavicule droite. La mamelle droite était saine. La tumeur fut extirpée sans toucher à la mamelle.

L'examen histologique montra un *carcinome tubulaire*.

Un an après, la malade revint avec un carcinome de la mamelle correspondante. Celle-ci fut amputée. A l'examen histologique, on trouva une tumeur de structure identique à celle qui avait été primitivement enlevée.

OBSERVATION III

(Volkman, *Beiträge zur Chirurgie*, p. 33o, 1875.)

Carcinome mammaire développé aux dépens d'un lobe
aberrant axillaire.

Femme multipare, arrive avec une tumeur en forme de tubercule, de la grosseur du poing, profondément située dans le creux axillaire gauche. La peau est saine à son niveau. La mamelle correspondante est intacte. On diagnostique un *lymphome ou lympho-sarcome*.

La tumeur extirpée présente la structure du cancer alvéolaire. On ne touche pas à la mamelle.

La malade revient bientôt avec une récidive siégeant cette fois dans la mamelle correspondante. Amputation du sein qui présente un cancer alvéolaire.

OBSERVATION IV

(Gluck, *Berliner klin. Wochenschrift*, 1885.)

Adénome d'un lobule aberrant sous-claviculaire gauche dégé
néré en carcinome, opéré sans enlever la mamelle corres
pondante. — Récidive dans cette dernière.

Femme multipare, n'ayant jamais eu de mastite, présente au-dessus du quadrant supérieur de la mamelle gauche, une tumeur qu'elle possède depuis vingt-huit ans, non douloureuse et mobile, pour laquelle on pose le diagnostic d'adénome. A la suite d'un coup, la tumeur subit un accroissement rapide. L'extirpation est pratiquée par Langenbeck. L'examen histologique révèle un carcinome développé aux dépens d'un lobule mammaire aberrant sous-claviculaire gauche. On ne touche pas à la mamelle.

La malade revient deux ans après, avec une récidive inopérable dans le sein correspondant.

OBSERVATION V

(Dr Bailly, de Chambly (Oise), *Bull. Société anatomique*,
octobre 1886.)

Tumeur cancéreuse de l'aisselle droite.
Cancer consécutif du sein.

Apparue il y a trois ans environ, cette tumeur se présentait alors sous la forme d'une excroissance charnue de la grosseur, consistance et coloration d'un grain de groseille rouge, reposant sur une base indurée circulaire de 1 centimètre de diamètre, ne paraissant intéresser que l'épaisseur du derme.

La malade rebelle aux conseils donnés à cette époque, réclame elle-même l'ablation de sa tumeur, au commencement du mois courant. L'ulcération, l'odeur, la douleur, l'y ont déterminé. La tumeur, comparable à un tronc de cône aplati, est située dans la région de l'aisselle droite, appliquée immédiatement sur sa paroi interne, confinant par son sommet au sommet du creux axillaire, par sa base à la périphérie du sein droit, par ses bords aux bords externes du grand pectoral et du grand dorsal, qui, tous deux, la recouvrent en partie. Peu mobile, elle ne semble cependant pas adhérer à la paroi costale, sur laquelle elle repose. A l'extérieur, elle fait saillie sous forme d'une excroissance de la grosseur d'une noix, bosselée, inégale, rouge violacé, largement ulcérée. La peau qui recouvre le sein est un peu rétractée vers la tumeur. *Mais celle-ci très indurée ne paraît*

avoir aucune connexion avec la glande mammaire. Le bon état
général de la malade qui a soixante-huit ans, l'absence de ganglions de voisinage, la persuasion où j'étais que le sein est
indemne, le désir de la malade elle même, m'engagent à opérer
le mardi 12 octobre.

Intervention sans le chloroforme. Incision de **6** centimètres,
du sommet du creux de l'aisselle dans le sens vertical ; puis de
là, deux incisions courbes circonscrivant la tumeur. En commençant à faire la dissection, je m'aperçus que *profondément
des tractus fibreux reliaient contre mon attente la tumeur au
sein.* J'agrandis mes deux incisions et enlevai à la fois tumeur
et sein. Opération faite, ligatures et drainage ordinaires.

Suites opératoires furent simples ; au bout du dix-huitième
jour, cicatrisation complète.

Examen histologique pratiqué par Budor, interne des hôpitaux.

La tumeur présente les caractères du carcinome squirreux :
travées fibreuses présentant de nombreuses lacunes, remplies de
grosses cellules carcinomateuses. Au voisinage du kyste néoplasique, les culs-de-sacs gandulaires sont dilatés, leur épithélium
prolifère jusqu'à oblitérer complètement la cavité de certains
d'entre eux.

OBSERVATION VI

(Paul, *London path. Society*, vol. XLVI.)

*Carcinome squirrheux typique d'un lobule axillaire aberrant
du sein droit.*

Jeune femme de vingt-neuf ans, mère de cinq enfants, entre
à l'hôpital de Liverpool pour une tumeur maligne de l'aisselle
droite.

Elle l'avait remarquée il y a deux ans, lorsqu'elle nourrissait
son quatrième enfant,

Dans l'espace de six semaines, cette tumeur disparut au traitement. A la naissance de son cinquième enfant, il y a six mois, la tumeur reparaît. Cette fois, elle ne disparaissait pas. Quatre mois après, elle devenait douloureuse.

On porta le diagnostic de carcinome squirrheux typique développé au milieu de l'aisselle droite.

Chaîne ganglionnaire accusée.

La tumeur ne présente pas de mamelons, mais des conduits excréteurs venant s'ouvrir à la surface, dans les poils. *Aucun rapport avec la mamelle correspondante, qui est saine.*

Excision de la tumeur. — Curage de l'aisselle. Guérison. Récidive cinq mois après. Mort.

Examen histologique. — La tumeur avait pris naissance dans un tissu blanc laiteux, rappelant celui de la glande mammaire. Par endroits, petits kystes formés aux dépens de conduits dilatés.

Cliniquement et macroscopiquement, on avait affaire à un cancer squirrheux développé dans un lobule aberrant de l'aisselle, qui, à chacun des accouchements successifs, s'est accru et a dégénéré.

Discussion. — Dr CREIGHTON : Des cas semblables ne paraissent pas avoir été publiés et la tumeur ne semble pas développée dans les glandes de la peau.

Le Dr BOWEBY dit que le Dr Champneys a décrit 20 cas de tumeurs axillaires chez des femmes qui allaitaient. Il les considérait, de prime abord, comme une forme altérée de glandes sébacées, mais, après examen macroscopique, il en fait des glandes mammaires altérées ; les conduits s'ouvraient eux-mêmes dans la peau. Pas de striation muculaire bien marquée.

SNOW demande s'il n'y avait aucune connexion avec la mamelle correspondante, car souvent, la mamelle envoie des prolongements.

PAUL répond que, dans son cas, les canaux venaient s'ouvrir a la peau et qu'il n'y avait aucune connexion avec le sein.

OBSERVATION VII (Roger-Williams).

Néoplasme d'un lobe aberrant sternal.

Aucune histoire de cancer dans la famille.

Femme âgée de cinquante ans, vient pour une tumeur qu'elle a remarquée, il y a six mois, sur le bord sternal du sein gauche.

Actuellement, tumeur dure cancéreuse, en dehors du sein, qui est intact. Peau adhérente.

Amputation du sein et ablation de la tumeur.

OBSERVATION VIII (Roger-Williams.)

Néoplasme situé au-dessus du sein droit.

Pas de cancers dans les antécédents,

Femme âgée de soixante et un ans. Il y a sept ans, la malade présenta une tumeur dure, à la partie supérieure du sein droit. Il y a six ans, le sein fut amputé et la tumeur enlevée. Récidive cinq ans après au siège premier.

OBSERVATION IX (Roger-Williams).

Néoplasme d'un lobe aberrant du sein gauche.

Femme âgée de vingt-neuf ans. Il y a deux ans, elle remarqua une tumeur dure à gauche, sans connexion avec le sein. En l'espace de quatre mois, elle augmente. On l'excise sans toucher au sein.

Récidive dans le sein six semaines après.

Nouvelle excision sans amputation du sein.

Neuf mois après, nouvelle récidive au même endroit.

Examen actuel. — Le sein est tout à fait libre. Tumeur dure. Quelques petites glandes sus-claviculaires. Ganglions axillaires sains.

Intervention. Ablation de la tumeur et du sein.

Malade convalescente vingt-quatre jours après, n'a pas été revue depuis.

OBSERVATION X (Roger-Williams).

Néoplasme d'un lobe aberrant axillaire droit.

Femme, quarante-six ans, présente une tumeur dure, fixe, ulcérée, tout à fait au-dessus du sein droit, dont elle est séparée, sur la ligne axillaire, les ganglions axillaires sont envahis.

Début il y a un an.

Amputation du sein. Ablation de la tumeur et des ganglions axillaires.

OBSERVATION XI (Roger-Williams).

Néoplasme d'un lobe mammaire axillaire droit.

Femme, cinquante-quatre ans, mariée à quarante-deux ans, jamais d'enfants.

Tumeur dure, du volume d'une petite orange. Mamelle normale. Peau adhérente, située à la partie supérieure du sein droit, sur le bord axillaire,

Ganglions axillaires envahis.

Tumeur avait été remarquée un an avant.

Amputation du sein. Ablation de la tumeur et des ganglions axillaires.

OBSERVATION XII (Roger-Williams).

Néoplasme d'un lobe mammaire droit.

Pas d'hérédité cancéreuse.

Femme, quarante-six ans, présente à la partie supérieure du sein droit, une tumeur dure, du volume d'un œuf, complètement séparée de la glande. La peau y adhère. Ganglions axillaires envahis.

Début il y a quatre mois.

Amputation du sein. Ablation de la tumeur et des ganglions axillaires envahis.

OBSERVATION XIII (Williams-W. Roger).

Néoplasme d'un lobe aberrant axillaire droit.

Femme, cinquante et un ans, mariée ayant trois enfants, présente sur le milieu de la paroi antérieure de l'aiselle, complètement séparée de la mamelle, une tumeur dure, adhérente à la peau. Les ganglions axillaires sont envahis.

Début il y a dix-huit mois.

Amputation du sein. Ablation de la tumeur et des ganglions axillaires.

OBSERVATION XIV (Williams-W. Roger).

Néoplasme d'un lobe aberrant sternal du sein gauche.

Femme âgée de soixante-sept ans, ayant eu quatre enfants et une fausse couche, présente du côté sternal du sein gauche, et sans rapport avec la glande, une tumeur dure.

Ablation trois mois plus tard sans toucher au sein.

Six semaines après récidive au premier siège. Cette fois ablation de la tumeur et amputation du sein.

OBSERVATION XV (Williams-W. Roger).

Néoplasme d'un lobe aberrant sternal du sein gauche.
Pas d'intervention.

Femme âgée de soixante-quatre ans, sans antécédents cancéreux héréditaires, présente sur le bord sternal du sein gauche et, séparée de celui-ci, une tumeur dure, adhérente aux plans profonds.

Ganglions axillaires gauches envahis.

Début il y a dix-huit mois.

OBSERVATION XVI (Williams-W. Roger).

Néoplasme d'un lobe aberrant axillaire du sein gauche.
Récidive.

Femme âgée de quarante-neuf ans. A une sœur morte de cancer du sein.

Il y a quatre ans et demi, la malade présentait une tumeur tout à fait en dehors du sein gauche, près de l'aisselle.

On fit l'ablation de la tumeur et l'amputation du sein.

Elle présente actuellement une récidive dans l'aisselle.

OBSERVATION XVII (Williams-W. Roger).

Néoplasme d'un lobe aberrant sternal du sein.

Femme âgée de quarante-sept ans, ayant eu six enfants, sans antécédents cancéreux familiaux, présente sur le bord du sternum une tumeur dure, tout à fait en dehors de la glande mammaire, adhérente au plan profond.

Ganglions axillaires sont envahis.

Le début remonte à deux ans.

Ablation de la tumeur et amputation du sein.

OBSERVATION XVIII (Williams-W. Roger).

Néoplasme d'un lobe aberrant sternal du sein droit.

Femme âgée de soixante-deux ans, sans antécédents cancéreux dans sa famille, présente sur le bord droit du sternum, à hauteur du milieu du sein, mais sans connexion avec celui-ci, une tumeur dure infiltrant la peau, ayant envahi les ganglions axillaires.

Début il y a deux ans.

Amputation du sein. Ablation de la tumeur et des ganglions axillaires.

OBSERVATION XIX (Williams-W. Roger).

Néoplasme d'un lobe aberrant axillaire du sein droit.

Femme âgée de cinquante-neuf ans, présente au delà de la périphérie du sein droit, vers l'aisselle, une tumeur dure du volume d'une petite orange, adhérente à la peau, dure depuis cinq ans.

Ganglions axillaires envahis.

Amputation du sein. Ablation de la tumeur et des ganglions axillaires.

OBSERVATION XX

(Path. Catalogue, *Musée Huntérien*, vol. IV, p. 292, n° 4811).

Tumeur cancéreuse de l'aisselle d'origine mammaire.

Tumeur cancéreuse est enlevée de l'aisselle d'une femme de trente-cinq ans. La peau n'est pas envahie. La mamelle est normale. L'examen microscopique révèle un cancer alvéolaire mammaire.

OBSERVATION XXI

(*Lancet*, p. 717, 12 mars 1898.)

Un cas de carcinome squirrheux primitif de l'aisselle d'origine mammaire, par Byherbert Snow, chirurgien de l'hôpital des cancers. Brompton

Femme âgée de quarante-sept ans, ayant quatre enfants, vint me consulter pour une masse néoplasique occupant toute l'aisselle droite et durant depuis un an et demi. La peau était envahie, mais cependant un peu mobile. Le sein paraissait en parfait état.

Intervention. — J'excisai la tumeur avec la peau qui la recouvrait, par une incision ovalaire partant du sommet du creux axillaire et enlevai soigneusement tout le tissu conjonctif avec des ganglions hypertrophiés siégeant derrière la clavicule. La veine axillaire était comprise dans le néoplasme et plus de un pouce en fut réséqué. La glande mammaire fut alors enlevée par des incisions partant à angle droit de la première.

Comme je le pensais, la tumeur était bien un squirrhe et l'affection avait passé dans la glande mammaire. La direction normale de l'infection avait été ainsi renversée.

Réflexions. — Je pense que des cas semblables doivent être publiés car ils sont rares. Il s'en dégage une conclusion pratique importante. Le sein paraît tellement normal et si loin de la tumeur qu'un opérateur ignorant ne l'enlèvera pas. Je commis cette erreur dans un cas que je rencontrais il y a sept ans. Une mince bande de parenchyme mammaire se prolonge normalement autour du bord inférieur du grand pectoral et sur sa face postérieure. Le néoplasme, commençant à ce niveau, adhère à la peau et à un vaste terrain pour s'accroître. Dans ce cas, le sein paraît libre, alors que pendant l'opération nous avons trouvé la continuité décrite ci-dessus, et l'infection s'étendait graduellement vers le sein. Je suis convaincu qu'il faut attribuer ce fait à un lobule isolé, une mamelle supplémentaire dans l'aisselle. Il y a toujours une bande glandulaire qui fait suite au tissu mammaire ; chez quelques femmes, elle est plus apparente que chez d'autres. Donc, il est de toute nécessité de tout enlever dorénavant.

OBSERVATION XXII

(Kelly, *Lancet*, 26 mars p. 859, 1898.)

Un cas de néoplasme du sein à début axillaire.

La malade est une femme âgée de près de quatre vingts ans.

Au premier examen, on trouva une tumeur du volume d'un œuf de pigeon, de consistance pierreuse, située au milieu du creux de l'aisselle, au niveau de la quatrième côte. Elle était complètement fixée, adhérente à la paroi thoracique, et avait ulcéré la peau. A ce moment, elle semblait être tout à fait sans connexion avec le sein lui-même. L'âge et l'état général de la malade rendaient l'opération impossible, de sorte qu'elle garda sa tumeur. Celle-ci s'étendit, les mois suivants, le long du bord inférieur du grand pectoral, dans le sein qui s'envahit progressivement. Il y eut rétraction du mamelon et de l'œdème de la peau, montrant que les lymphatiques étaient oblitérés.

Actuellement, le cas a l'apparence d'un squirrhe typique s'accroissant lentement avec l'addition d'un processus s'étendant dans l'aisselle et dans le néoplasme du début.

OBSERVATION XXIII

(Dr E. Kummer, *Revue médicale de la Suisse Romande*,
p. 453, juillet 1897.)

Squirrhe d'un lobe axillaire du sein

L. M..., âgé de soixante-trois ans, entre à l'hôpital Butini, au mois de novembre 1896, pour une tumeur située derrière le sein gauche. Rien d'important à signaler dans les antécédents héréditaires.

Personnellement, fièvre typhoïde il y a quinze ans, sans autres suites qu'une perte de mémoire.

Il y a trois mois, la malade a remarqué par hasard une grosseur sur la poitrine. Vers l'épaule gauche, au niveau de la tumeur qui augmente lentement de volume, elle ressent quelques douleurs qui n'ont cependant jamais été bien vives.

Actuellement, femme forte et bien bâtie. Au-devant du pli axillaire gauche, on remarque une place, grande comme une pièce de 1 franc, dont la peau présente une dépression notable avec formation de plis dirigés dans divers sens. La peau est infiltrée et adhère à une induration sous-jacente de surface irrégulièrement bosselée et qui adhère au muscle grand pectoral. Le néoplasme est mobile sur la cage thoracique, non ulcéré. La glande mammaire paraît être parfaitement saine, et ne présente aucune différence avec celle du côté opposé. Pas de ganglions.

Intervention. — Extirpation de la tumeur et du sein d'après la méthode de Rotter. Excision de la portion sternale du muscle grand pectoral, du petit pectoral et d'une partie du grand dorsal avec lequel le néoplasme avait également contracté une adhérence.

Anatomie pathologique. — *a)* macroscopique : la surface de section de la tumeur présente un tissu dur, scléreux, infiltrant la peau et le muscle grand pectoral. Le tissu mammaire proprement dit paraît atrophique et se présente sous forme de traînées blanchâtres de forme irrégulière, d'une largeur de 2 millimètres au maximum et d'une longueur mesurant jusqu'à plusieurs centimètres; d'après l'examen à l'œil nu, il ne semble pas exister de communication directe de la tumeur et de la glande mammaire.

b) Microscopique : révèle la présence d'un tissu particulier qui présente tous les caractères du squirrhe : une trame de tissu conjonctif dense et stratifié, pauvre en noyaux, dans les interstices duquel se trouvent des traînées de cellules épithéliales cuboïdes, à protoplasme légèrement granuleux, et à noyaux vésiculaires avec nucléoles. A la périphérie de la tumeur, le tissu adipeux se trouve envahi et en partie noyé par l'infiltration épithéliale. Dans de nombreuses coupes, pratiquées dans diverses régions de la tumeur, nous n'avons nulle part rencontré des vestiges d'acini glandulaires. D'autre part, la tumeur paraît être parfaitement indépendante de la glande du sein; cette dernière en étant séparée par une zone de tissu conjonctif fibrillaire et adipeux.

Remarques. — Nous nous trouvons en présence d'une tumeur nettement caractérisée comme squirrhe; ce dernier, quoique indépendant de la glande mammaire qui est atrophiée, mais du reste saine, revêt cependant toutes les propriétés reconnues du squirrhe mammaire. Il paraît donc fort probable qu'il provient réellement d'acini mammaires. Nous connaissons du reste, dans le voisinage du creux axillaire, l'existence d'un lobe mammaire aberrant, ou en communication avec la glande du sein par un pédicule fort mince. Aussi, n'hésitons-nous pas à considérer la tumeur que nous avons opérée comme un squirrhe d'un lobe axillaire du sein.

OBSERVATION XXIV (inédite).

(M. le professeur Jaboulay, due à l'obligeance de notre collègue
et ami, M. le Dr Charles Viannay.)

*Squirrhe de l'aisselle droite. — Compression du paquet vasculo-
nerveux du bras. — Traitement par la quinine. — Régres-
sion de la tumeur. — Disparition presque complète de
l'œdème du bras.*

M. P..., soixante-sept ans, entre le 13 juin 1900 dans le service de M. le professeur Jaboulay.

Pas d'antécédents néoplasiques héréditaires.

Personnellement, réglée à vingt ans, mariée à vingt-cinq, a eu
quatre enfants, n'a jamais eu d'affection antérieure.

Début de l'affection actuelle. — Il y a neuf ans, la malade
s'aperçut de la présence d'une petite tumeur dans l'aisselle
droite. Cette tumeur, grosse comme un petit pois, complètement
indolore, était située sous la peau qui était mobile sur elle.

Pendant trois ou quatre ans environ, cette tumeur resta stationnaire et n'occasionna pas la moindre gêne à la malade. Peu
à peu et très lentement, elle augmenta de volume, adhéra à la
peau, s'ulcéra et devint le siège de fréquentes et assez abondantes
hémorragies, survenant en général à l'occasion d'un effort. En
même temps, la tumeur s'aplatit et s'étendit en largeur du côté
de l'aisselle.

Dès il y a quatre ans, cette femme eut de temps à autre de
l'œdème du bras, prédominant à la face interne le long du paquet
vasculo-nerveux. Mais jamais elle ne fut obligée de suspendre
son travail. Pendant ces quatre dernières années, la marche du
néoplasme fut extrêmement lente. La malade éprouvait cependant de temps à autre des fourmillements dans le bras droit, une
sensation de pesanteur, mais jamais de véritables douleurs.

Celles-ci apparurent seulement il y a deux mois, très vives,
remplissant l'aisselle et s'irradiant tout le long du bras qui devint

en même temps le siège d'un volumineux œdème. Pendant ce temps, l'état général s'altérait gravement; la malade maigrissait, prenait une teinte jaune paille très accentuée.

Elle se décida alors à venir à l'Hôtel-Dieu.

A l'entrée. — On est tout d'abord frappé de l'état cachectique de la malade et de son teint jaune paille. Elle attire de suite l'attention sur son aisselle et le bras droit qui est le siège d'un volumineux œdème et qu'elle ne soulève qu'avec peine. Tout le bord antérieur de l'aisselle est occupé par une ulcération allongée dans le sens transversal, qui s'étend du thorax à la face interne du bras en suivant le relief du grand pectoral. Cette ulcération repose sur une base profondément indurée; autour d'elle la peau se fronce en de nombreux plis. Le sein est fortement attiré en haut et le creux de l'aisselle n'existe plus. Les moindres mouvements du bras correspondant sont très douloureux à cause des tiraillements qu'ils produisent sur la tumeur, amenant parfois de petites hémorragies. Le bras et l'avant-bras droits sont le siège d'un œdème volumineux et dur. Ils sont douloureux spontanément et à la palpation.

Traitement par la quinine en application extérieure à 1/2 et à l'intérieur en cachets.

Après quatre semaines de traitement, la tumeur a notablement diminué de volume. L'œdème et les douleurs du membre supérieur ont à peu près totalement disparu. La malade se sent tellement bien qu'elle demande à sortir.

La malade a été perdue de vue.

OBSERVATION XXV (inédite).

(M. le professeur agrégé Tixier, due à l'obligeance de notre collègue et ami Condamin, interne des hôpitaux.)

*Cancer d'un lobe mammaire axillaire droit. — Ablation du
néoplasme, amputation du sein, curage de l'aisselle.*

T. A..., trente-neuf ans, ménagère, entrée le 14 décembre 1901,
salle Saint-Pierre, n° 27.

Antécédents héréditaires. — Père mort asthmatique, à
soixante-quinze ans. Mère morte d'ictus à soixante-quatre ans.
Un frère bien portant. Deux frères morts dans le jeune âge
d'affection inconnue.

Antécédents personnels. — Rougeole dans l'enfance.

Réglée à quatorze ans, normalement depuis.

Pneumonie à dix-huit ans.

Mariée : un seul enfant ayant actuellement dix ans.

Début de l'affection actuelle. — Il y a un an, la malade s'aperçut par hasard d'une tumeur grosse comme une noisette, dure,
indolore, qu'elle portait dans le creux de l'aisselle droite.

Il y a trois mois, la tumeur prit un accroissement brusque et
devint le siège de douleurs spontanées et à la pression.

Depuis, la tumeur a grossi encore et les douleurs sont deve-
nues plus vives.

Etat actuel. — On trouve dans le creux de l'aisselle droite,
sous le bord inférieur du grand pectoral et le débordant légèrement, une masse très dure, douloureuse à la pression, de la grosseur d'un œuf de poule, oblongue, allongée, suivant le bord
inférieur du grand pectoral, mobile sur ce muscle, un peu adhérente à la peau qui se fronce en peau d'orange quand on essaye
de la plisser. Cette tumeur est reliée à la partie externe de la
mamelle par une sorte de pédicule, gros comme un canal déférent, que l'on sent dur sous les téguments et qui se perd dans
la glande.

Plus haut dans l'aisselle et prolongeant la tumeur précédente, on trouve une tumeur secondaire plus petite, ne se séparant pas très nettement de l'autre. Les deux tumeurs sont noyées dans une masse empâtée.

Des douleurs irradient dans le bras correspondant.

Intervention. — On s'attaque d'abord aux tumeurs axillaires, qu'on libère assez péniblement du pédicule vasculo-nerveux à cause de nombreuses adhérences. Puis on dissèque le pédicule qui conduit sur la glande mammaire. Enfin, on pratique l'amputation du sein qui paraît macroscopiquement sain.

Examen histologique fait par M. Paviot. — Il s'agit sans aucun doute d'une tumeur du sein de forme infiltrée en petits boyaux cellulaires. Ces boyaux sont formés de grosses cellules cubiques par tassement, à protoplasma clair. Elles s'infiltrent en plein tissu adipeux et la malignité ne fait pas de doute.

La malade va bien depuis son opération.

OBSERVATION XXVI

(Due à l'obligeance de M. le professeur agrégé Gangolphe.)

Cancer d'un lobe aberrant de la mamelle droite chez un homme.

Malade âgé de quarante-cinq ans. Syphilis il y a six ans. Pas d'antécédents héréditaires néoplasiques.

Début de l'affection actuelle. — Il y a cinq mois environ, par une petite nodosité incluse dans les téguments, qui a évolué depuis sans douleur.

Etat actuel. — Sur la ligne axillaire antérieure, à deux gros travers de doigt du mamelon, on perçoit une induration profonde grosse comme une petite noix, adhérente à la peau, qui offre l'aspect de la peau d'orange, mais mobile sur les plans profonds.

La *glande mammaire* est rudimentaire, c'est à peine si une palpation minutieuse permet de différencier quelques travées, paraissant se distinguer du tissu adipeux ambiant. Il est impossible de percevoir un pédicule reliant la tumeur à la mamelle. Gros ganglions dans l'aisselle correspondante.

Après échec du traitement spécifique prolongé une quinzaine de jours. M. Gangolphe porte le diagnostic ferme de lobe mammaire aberrant dégénéré et propose une intervention.

Intervention. — Incision losangique, à grand axe, dirigée du mamelon vers l'aisselle. Ablation large de la tumeur et de ce qui représente la glande mammaire.

. Les ganglions axillaires volumineux sont respectés.

Examen macroscopique. — Sur une coupe pratiquée suivant le grand axe, on perçoit nettement :

a) La tumeur du volume d'une petite noix, dure, blanche. adhérente à la peau sur toute son étendue.

Pas trace de pédicule reliant la tumeur à la peau.

b) La glande mammaire rudimentaire réduite à des travées partant du mamelon et irradiant dans la profondeur.

c) Enfin le pédicule qui relie la tumeur à la glande. Il a environ 1 millimètre ou 2 d'épaisseur et est complètement entouré de graisse, ce qui empêchait de le percevoir avant l'intervention,

Examen microscopique. — N'a pu être fait, pièces perdues au laboratoire de la Faculté.

Pas de nouvelles du malade.

OBSERVATION XXVII

(De Rouville, professeur agrégé, *Montpellier médical,* 6 juillet 1902.)

Epithélioma atypique développé aux dépens d'acini d'une glande mammaire aberrante.

Le 2 mars dernier, j'enlevai à Mme R. une tumeur siégeant sur le milieu d'une ligne qui réunissait l'extrémité externe du diamètre transversal du sein droit au sommet de l'aisselle. Je remis immédiatement la pièce à M. le professeur Bosc, qui eut l'obligeance de l'examiner, et me fit parvenir la note suivante ;

Examen macroscopique. — Tumeur du volume d'une noix, adhérente vers son sommet à la peau qui est tendue, lisse, violacée.

Sur la coupe, la tumeur est formée par un noyau en forme de haricot, dont la surface externe se confond partiellement avec l'épiderme et dont la surface interne est constituée par une série de mamelons qui convergent vers une partie centrale ramollie. A l'opposé de ce noyau, d'un rouge sombre et donnant beaucoup de suc au raclage, existe un autre noyau gris rosé, bien plus dur, ayant la consistance d'un tissu lamelleux.

Le raclage du premier noyau donne un suc constitué par des cellules de forme irrégulière, séparées ou accolées en amas, à noyau riche en chromatine et laissant penser à un épithélioma.

Examen microscopique. — L'examen de la partie friable de la tumeur montre qu'elle est formée par des tubes ou des bourgeons plus ou moins larges, bourrés de cellules réunies les unes aux autres et se développant dans les espaces d'un tissu conjonctif qui devient de plus en plus doux et lamelleux.

Il s'agit donc d'une tumeur identique à un épithélioma atypique, à un carcinome du sein. Dans toute l'étendue de la préparation qui comprend les bords de cette partie de la tumeur, on ne constate la présence d'aucun élément glandulaire reconnaissable.

L'examen de la partie la plus dure de la tumeur permet de constater les mêmes formations épithéliales dans les espaces conjonctifs. Ces bourgeonnements épithéliaux sont moins considérables et moins rapprochés, séparés par de larges espaces de tissu lamelleux (structure du squirrhe typique).

Nous avons recherché attentivement la présence d'éléments qui puissent nous indiquer le point de départ de la prolifération. Ce n'est qu'à un point très limité et après examen de plusieurs coupes prises à des niveaux différents que nous avons constaté l'existence d'éléments glandulaires suffisamment caractérisés par leur structure et leur groupement. Dans un lobule, limité par une bande fibreuse, existent des acini glandulaires, identiques à ceux de la glande mammaire et caractérisés par un chorion revêtu de cellules cubiformes limitant une cavité. Un de ces acini présente des cellules en prolifération appuyées encore sur une partie conservée du chorion, tandis que, à l'opposé, les cellules proliférées se disposent sans ordre et directement sur le tissu conjonctif. Enfin, l'un de ces acini à bords irréguliers est distendu par des cellules de forme variable qui ne laissent persister aucune lumière, et à la périphérie desquelles on ne trouve plus trace de chorion.

Il s'agit donc d'un épithélioma atypique développé aux dépens d'acini d'une glande mammaire aberrante.

Clinique. — La malade est âgée de quarante-cinq ans ; elle a belle apparence ; ses antécédents héréditaires sont sans intérêt ; elle n'a jamais été malade ; réglée à onze ans, elle l'est encore aujourd'hui d'une façon très normale ; mariée à trente ans, ni enfants, ni fausses couches.

Elle s'est depuis longtemps aperçue de l'existence, en dehors du bord externe du sein droit, et à 2 centimètres environ de ce bord, d'une petite glande de la grosseur d'une amande, absolument indolore, et qui « roulait sous le doigt », ne subissant pas plus, du reste, que les glandes mammaires elles-mêmes, aucune modification à l'époque des règles. Cette « glande » a grossi depuis quelques mois d'une façon lente et progressive, sans provoquer la moindre douleur et sans altérer l'état général.

Elle a acquis, au moment où je vois la malade, le volume d'une grosse noix ; la peau qui la recouvre lui est intimement adhérente ; elle est tendue, lisse, violacée. La tumeur indolore à la palpation est mobile sur les parties profondes et paraît absolument indépendante de la glande mammaire, dont la sépare un intervalle de 2 centimètres environ. Si, la saisissant à pleine main et l'énucléant en quelque sorte, on attire la tumeur en dehors, la glande mammaire reste fixe. Elle n'est pas entraînée, et la palpation ne perçoit, pendant ce mouvement, aucun « cordon d'union » entre le sein et la tumeur. L'inspection de l'aisselle et du creux sus-claviculaire est négative.

Discussion. — Et d'abord, pas de doute possible sur la nature et l'origine de la tumeur ; le diagnostic anatomo--pathologique est : *épithélioma atypique développé aux dépens d'acini mammaires*.

La question embarrassante est la suivante : Le néoplasme a-t-il pris naissance dans une *glande mammaire surnuméraire* ou dans un *lobule aberrant* du sein ? On sait que pour Auvard *(Archives de tocologie*, 1888), « il existe vraisemblablement deux variétés de mamelles surnuméraires, les unes constituées par un simple diverticule de la glande normale à laquelle elles sont reliées par un ou plusieurs conduits galactophores ; elles sont dépourvues de mamelons à la surface et ne présentent aucune trace de communication avec la peau qui les recouvre ; les autres sont indépendantes de la glande principale, à laquelle ne les rattache aucun canal galactophore ; elles sont pourvues d'un mamelon, quelque rudimentaire qu'il soit, et les canaux galactophores viennent y aboutir ».

Ici, pas de mamelon ! Dirons-nous donc « *lobule aberrant, simple diverticule du sein ?* » Mais l'absence de tout cordon d'union entre le sein et la tumeur, cliniquement notée et expressément vérifiée pendant l'opération, n'autorise pas cette affirmation. Et cette indépendance entre le sein et le néoplasme nous a paru telle que nous n'avons pas craint de respecter la mamelle et de borner notre intervention à l'extirpation de la tumeur ; l'ablation concomitante du sein eût été, si le moindre doute eût existé à cet égard dans notre esprit, le complément indispensable de l'ablation du néoplasme. Un petit mamelon rudimentaire, quelques orifices de conduits galactophores à la surface de la peau profondément modifiée par un envahissement néoplasique ne peuvent-ils d'ailleurs passer facilement inaperçus? En sorte que je crois pouvoir dire : *glande mammaire surnuméraire.* L'avenir du sein respecté nous fournira peut-être la solution vraie du problème.

Contrairement à M. de Rouville, nous n'aurions pas hésité, pour notre part, à enlever le sein correspondant pour éviter à la malade l'éventualité fâcheuse d'une récidive possible dans la mamelle correspondante.

IV

CONCLUSIONS

———

I. Les lobes aberrants de la mamelle sont des portions de cette glande qui s'en détachent au cours du développement, tout en conservant avec elle des connexions vasculaires sinon canaliculaires, qui solidarisent, au point de vue pathologique, les deux formations. Ils n'ont aucune relation avec la peau qui les recouvre.

II. Ils occupent le siège des prolongements habituellement décrits à la glande mammaire, c'est-à-dire par ordre de fréquence décroissante : l'aisselle, le sternum, la région sous-claviculaire.

III. Leurs tumeurs bénignes se confondent, dans une certaine mesure, avec les tumeurs migratrices du sein des anciens auteurs. Leur unique intérêt réside dans le diagnostic qu'on demandera généralement au bistouri et au microscope.

IV. Leurs tumeurs malignes, par contre, ont une physionomie spéciale : elles ulcèrent vite la peau, adhèrent tardivement aux plans profonds et menacent, à plus ou moins brève échéance, la mamelle correspondante, à la faveur des connexions vasculaires qui les relient. Aussi leur ablation, lorsqu'elle s'impose, doit toujours s'accompagner de l'amputation du sein correspondant, au même titre que l'amputation de la mamelle pour cancer doit comprendre l'extirpation de ces masses glandulaires, si on veut éviter des récidives fatales.

V

BIBLIOGRAPHIE

——

Ahlfeld-Aertzl, Vereinsblatt Marburg citirt bei Hausemann.

Auvard, Contribution à l'étude des mamelles surnuméraires ou
supplémentaires *(Arch. de tocologie.* 1888, p. 622).

Bailly, Tumeur cancéreuse de l'aisselle droite. Cancer consécutif du sein. *(Bulletin de la Société anatomique,*
oct. 1886.)

Billroth, *Die Krankheiten der Brustdrüsen deutsche Chirurgie,*
Lief. 41, p. 10 1880, .

Binaud et Braquehaye, Article traité *Ledentu-Delbet.*

Brenans, *Adénites du sillon delto-pectoral* (th. Paris, 1900).

— Adéno-fibrome du lobe axillaire du sein droit *(Britisch
medic. journal,* vol. I, p. 298, 1883.)

By Herbert Snow, Un cas de carcinome squirrheux primitif de
l'aisselle. *(The Lancet,* p. 717, 12 mars, 1898.)

Champneys, Du développement des fonctions mammaires par la
peau chez les femmes en couches *(Med. chirurg.
Transact.,* p. 419, 27 avril 1886, et *Arch. de tocologie*
15 juillet 1886.)

Cohnheim, *Vorlesungen uber allgemeine Pathologie,* p. 748,
1882.

— Catalogue path. de l'Université *(collège Hôpital),* vol. II,
p. 445 1887), Adéno-fibrome d'un lobe aberrant du
sein gauche.

Cameron, Adéno-fibrome axillaire d'un lobe aberrant du sein
(Journal of anatomie, p. 150, 1879).

Dauthuile, *Contribution à l'étude des anomalies mammaires*

dans leurs rapports avec *l'embryologie* (th. Lyon,
  n° 89, 1898-1899).

Delbet, article traité *Duplay-Reclus*.

De Rouville, Epithélioma atypique développé aux dépens d'acini
  d'une glande mammaire aberrante *(Montpellier médical*, 6 juillet 1902).

Doran, *Ebenda.*

Förster, *Die Missbildungen des Menschen*, 1865.

Forbes, Adénome fibro-cystique d'un nodule mammaire surnuméraire *(Med. New.*, 5 mars 1892).

Glück, Adénome d'un lobe aberrant sous-claviculaire, dégénéré
  en cancer opéré sans enlever la mamelle correspondante. Récidive dans cette dernière *(Vorstellung in d.
  Berliner med. Gesellschaft Ref. Berl. klin. Wochenschrift*, 1885).

Godefrain, *Essai sur mamelles surnuméraires* (th. Paris, 1877).

Göpel, *Adéno-fibrome d'un lobe axillaire du sein ressemblant à
  un ganglion tuberculeux* (cité in Vulker, th. de Bonn,
  1897).

Gosselin, Fibrome circonscrit péricanaliculaire, dilatation et
  élongation mécanique des acini. Migration de la tumeur
  (Traité tumeurs du sein de Labbé, p. 131).

Hausemann David, Polymastie *(Verhandlung d. berlin. anthro-
  pol. Gesellschaft 18 mai*, 1889).

Hennig, Ein Beitrag zur Morphologie deir Weiblichen Milch-
  drüse *(Arch. f Gynécologie*, 1871).

Karl Bardeleben, Die Haüfigkeit uberzähliger Brustwarzen
  besonders beim Maun *(Verhandlung d. anatom.
  Gesellschaft*, p. 247 1891 ; *Anatom. anz* n° 3, 1892).

Kelly, A Case of scirrhus mammæ beginning in the Axilla *(the
  Lancet*, p. 859, 1898).

Klebs, *Handbuch d. patolog. Anat.*, p. 1162, 1869.

Kirmisson, Prolongement axillaire du sein *(Bulletin de Société
  anatomique*, 27 octobre, 1882).

König, *Lehrbuch d. spec. chirurg. Auflage*, Bd. t. II, p. 63,
  1889.

Kummer, Squirrhe d'un lobe axillaire du sein *(Revue médicale
  de Suisse romande*, juillet 1897).

Labbé et Coyne, *Traité des tumeurs bénignes du sein*, 1876.

Leboul, *Tumeurs de la paroi antérieure de l'aisselle* (th. Paris, 1895).

Leseille, *Mamelles et mamelons surnuméraires* (th. Paris, 1898-1899).

Luçke, *Pitha-Billroth*, II, p. 281, 1869.

Martin, Etude de la polymastie et de ses rapports avec le développement des tumeurs du sein *(Arch. für klin. Chirurgic.*, XLX, 4, 1893).

Maschat, *Contribution à l'étude des mamelles surnuméraires*, (th. Paris, 1883).

Morestin, Fibro-adéno-lipome de l'aisselle développé aux dépens d'une glande mammaire aberrante *(Société anatomique de Paris,* mars 1901).

— Adénite tuberculeuse extra-axillaire *(Société anatomique de Paris,* 1900, p. 821).

A. Neve, Galactocèle développé aux dépens d'un lobe aberrant de l'aisselle gauche *(Lancet-March.*, 31, p. 801, 1894).

Ollier, De l'origine glandulaire des tumeurs adénoïdes du sein. De leur migration en dehors des limites de la glande et de leur isolement consécutif *(Gaz. médicale de Lyon,* 15 avril 1855).

Paul, Cancer d'une mamelle axillaire *(London path. Society,* 4 décembre 1894).

Pitzorno, Polymastie en rapport avec le développement des tumeurs *(Riforma medica,* 6 mars 1896).

Reclus, Tumeur de l'aisselle gauche. Fibrome papillaire développé aux dépens d'un lobe aberrant *(Bulletin de la Société anatomique de Paris,* 1874, p. 225).

Rieffel, *Quelques points relatifs aux récidives et généralisation du cancer du sein chez la femme,* th. de Paris, 1890.

Riberand. *Lipomes de la région mammaire* (th. Paris, 1898).

Robin et Lorain, Tumeur du sein développée à la limite externe, à la partie inférieure de l'aisselle *(Gaz. Hôpitaux,* p. 433, 1854).

O. Schultze, Milchdrüsen Entwickelung und Polymastie *(Sitzungstericht d. Wurtzburger Physik. med. Gesellschaft,* 7 mai 1892).

Siraud, Un cas de polymastie chez l'homme *(Province médicale,* 1897).

Williams-Roger, Polymastim-With special reference to mammæ erratæ und the developpement of neoplasms from supernumerary mammary structures *(Journal of Anatom. und Physiol.*, 1891).

Virchow, Discussion bei Hausemann.

Volkmann, *Beiträge zur Chirurgie*, 1875, p. 33o.

Lyon. — Imp A. Rey, 4, rue Gentil. — 31104

www.ingramcontent.com/pod-product-compliance
Ingram Content Group UK Ltd.
Pitfield, Milton Keynes, MK11 3LW, UK
UKHW020933120726
13693UKWH00003B/1306